U0044303

超越免疫好孕治療聖經

從發現問題到檢測、預防性治療，免疫媽媽求孕成功記

翁紹評＋愛群醫療團隊 著

常常生活文創

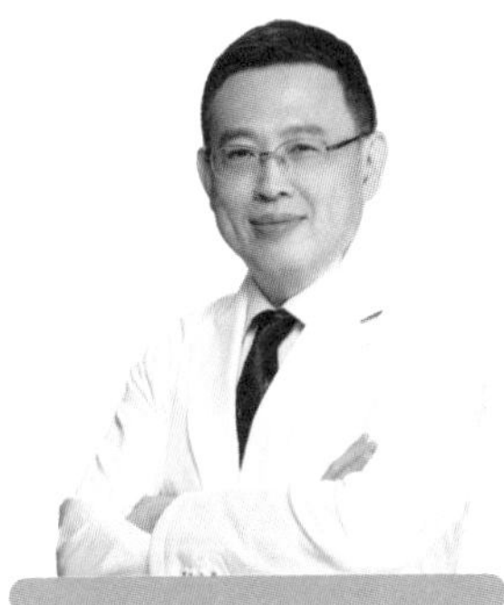

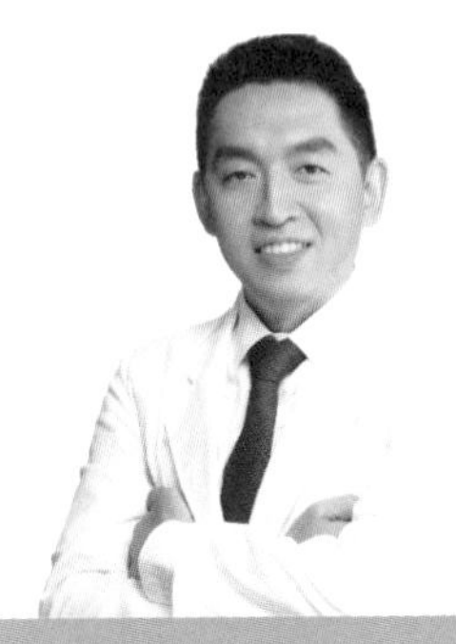

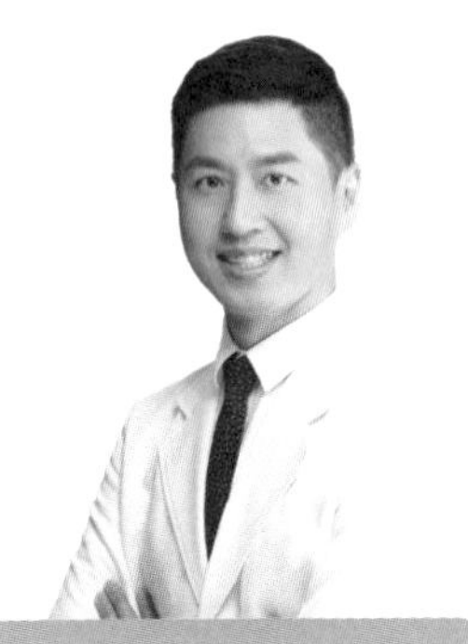

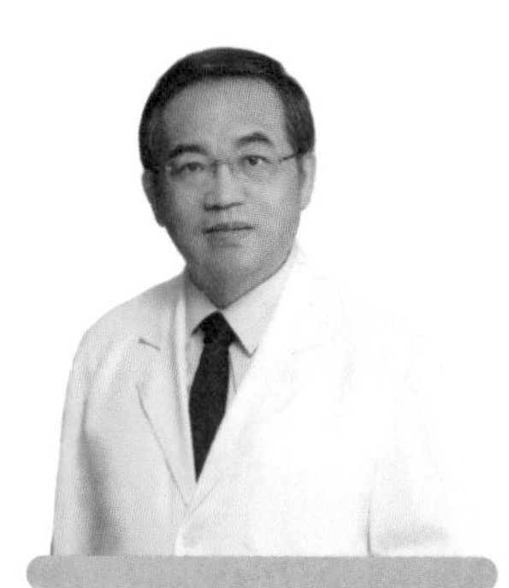
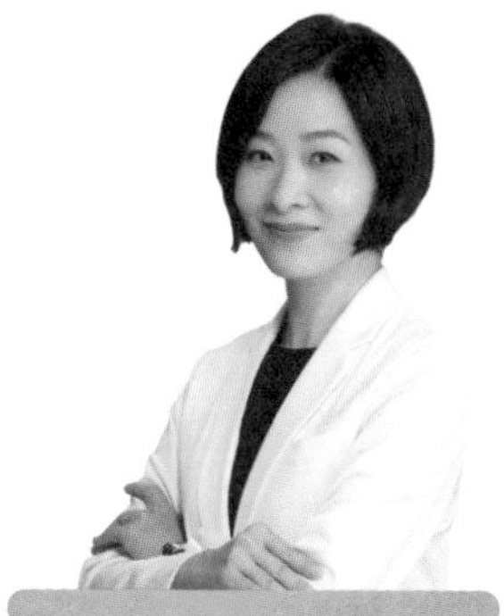
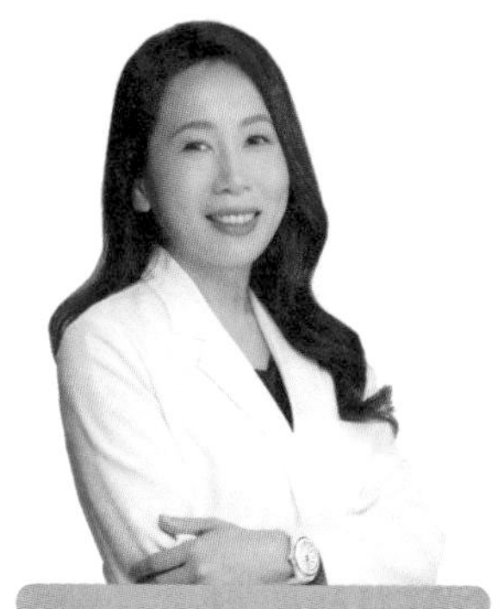

吳劭穎醫師、馬佩君醫師、陳曉萱醫師、林奇玄醫師、陳建霖教授跟我，
愛群的醫療團隊想要一起來述說這個故事。

因爲相信，所以看見

我相信，一定有機會可以掌握每個 1% 的求子機率！

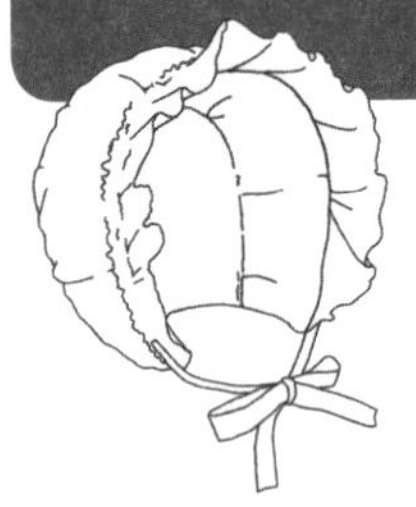

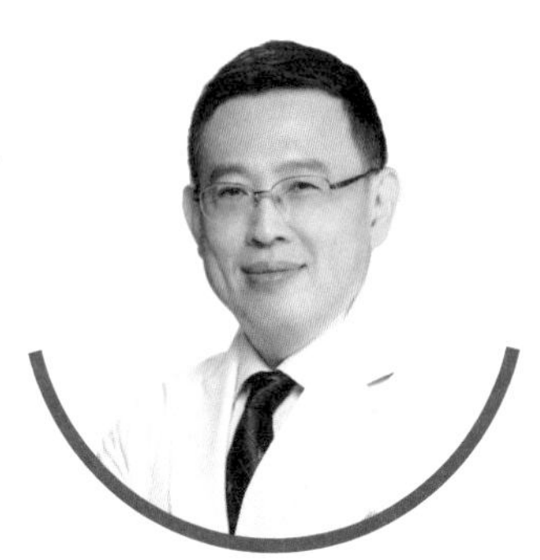

我永遠都記得，二十多年前，那個震撼我許久的案例！也讓我走上鑽研「免疫不孕」的這條路。

一位「類風濕性關節炎」的孕媽媽，因試管成功懷孕八週後，急性肺部水腫，呼吸困難，危及母子安全。在懷孕後住進加護病房，她淚求醫生一定要保住她的孩子。但，我知道，這次媽媽又更危險了。醫療團隊在多方徵詢後爲了保住媽媽，只能將寶寶引產了。

我從那位媽媽眼中的淚水，看到了當時醫療的「無能爲力」！

第二次同樣情況又發生，一樣來得又急又猛烈，這次我們直接決定從台南救護車直送台大醫院急診，剛巧是免疫風濕科謝松洲醫師值班，這次從免疫科方向診斷確定是急性紅斑性狼瘡發作，積極治療後終於保住媽媽和寶寶，安胎直到 31 週剖腹生產，雖然早產但母子均安！

這個病例，讓我開始朝「免疫問題是否造成不孕」這個方向研究。儘管當時全世界都還沒有針對免疫疾病和不孕症之間關聯性有確切的檢測項目和論文報告，但我開始相信這是一個可能的方向。

許多臨床案例，讓我總相信，免疫和不孕，一定有某些關係！

悲喜交織的不孕門診

這二十多年來，我在不孕症診療，總是淚水、悲傷、不安和歡喜夾雜著。

求而不得的無奈和放棄，總是在一對對不孕夫妻中上演。

「試管都失敗五次了，我們還能怎麼做？」十多年前，一對來找我治療不孕症的夫妻，從失望、期待到興奮落淚的表情，深刻印在我腦中。

他們都是大學教授，爲了求子，進行試管嬰兒療程已經失敗五次，壓抑在心頭的苦楚，又有誰知道！言談之中，我深深地感受到他們求子之路的悲傷，可說是走投無路之下，最後才找上我。

我直覺認爲這樣的習慣性流產，可能和「免疫不孕」有關。果然，從抽血檢測出母體可能併有免疫問題，在植入前後第一時間施以免疫不孕的治療，終於順利的懷孕成功。在進行超音波聽到嬰兒強而有力的心跳聲的當下，夫妻都流下感動眼淚，握著我的手微微顫抖的說：「感謝醫生，讓我們有機會擁有這個孩子！」

高齡求子之路，本就艱辛。

有位 43 歲嚴重腺肌症求子多年的孕媽媽，試管療程也超過三次以上，每次都失敗收場。經由我們團隊層層把關下，第一次植入成功。卻在第十七週，莫名發生羊水大幅減少，胎兒心跳減弱到快聽不到的狀況。

幾乎是快流產的狀況下，同樣在讓病人多方徵詢其他醫師建議無果後，嘗試投以免疫球蛋白等藥物，結果經過二、三週的煎熬等待，羊水慢慢復原到接近正常値，寶寶發展也沒受影響，還好將 baby 拯救回來了！

關關難過的免疫不孕症

根據世界衛生組織統計，全球不孕人口比例約爲 8 ～ 12%。在台灣，國健署數據顯示，每 7 對夫妻就有一對不孕，想要成功懷孕生子，眞的是越來越艱辛！

「免疫不孕」從二十年前到現在，都是不孕症中最具爭議的一塊。但許多病例也證明，從免疫方向下手，也許能解決一部分懷孕困難、習慣性流產、或不孕症。

我一直認爲，台灣醫療技術堪稱世界第一，需要被全世界看到，台灣眞的很好！我們擁有許多的世界 NO.1，卓越領先的醫療技術，眞的不要妄自菲薄！

因此，我一直進修、鑽研，希望能帶給更多夫妻在求子路上，就算是可以增加僅僅是最微薄的 1% 希望也不放棄。

「你要先相信，才看得見，」這也是我的人生哲學。

出國深造找那 1% 不孕的答案

我對醫學的想法也和一般婦產科醫師有所不同，這可能是我畢業於中國醫藥大學，本身對中西醫有深刻理解，也具有中西醫雙執照。我相信中西醫整合，可以爲不孕症帶來不同的思維和診療。

2000 年我決定到英國 Nottingham（諾丁漢）大學念生殖醫學碩士，試圖在實驗室找出不孕症胚胎更多的處理方式。

從英國諾丁漢大學研究畢業後回台，繼續在台南郭綜合醫院擔任不孕症主任，不少病患從台北、甚至港澳、新加坡、美國回台找我診療。

當時試管嬰兒的成功率平均只有三成，失敗率高達七成。

「失敗的問題究竟在哪邊？」失敗的挫折感與病人的期待，推動我努力從療程中找改善的手段，而不是推給「機率」問題。

那時候我深覺在胚胎研究領域還不足，尤其胚胎植入前的遺傳診斷技術 (當時稱 PGD/PGS，現在改爲 PGT-A/M) 方興未艾，更需了解夠透徹，因爲要成功懷孕，胚胎因素占八成，子宮環境因素也占二成！於是，我在 2005 年獲得國科會千里馬計畫補助，前往美國 UCLA 進修，希望更加專注於此技術上。

當時，我將執業以來全部存的錢投入美國留學生活。沒想到，美國加州生活費超出預期，半年不到，我的口袋眞的快空空了！怎麼辦？只能找同學、同事、朋友借錢。如此辛苦、經濟拮据之下，我仍然不畏懼這樣的困頓，我眞的想從染色體基因中，找到懷孕困難的解決方案。

其實，人工生殖技術的發展不該只在懷孕率本身，應該可以利用基因遺傳 (PGD/PGT-M/PGT-SR) 篩選特定的基因段，檢驗出特定的遺傳疾病，著力在孕育更健康的下一代。而 PGS/PGT-A（染色體數目異常篩檢），也是當前不孕症檢測重要的技術之一。

具爭議性的胚胎染色體檢測

回台後，當時對於 PGS/PGT-A、胚胎切片、免疫不孕的療程，還是非常有爭議。抨擊的人還是佔了大多數，不少人認爲：「這是譁衆取寵、爲了出風頭、要了要賺錢！明顯很多案例都是『機率』的問題！」

而我卻一直深信，透過免疫不孕的治療，讓許多不孕症患者的懷孕率上升，很多失敗多年的患者都成功懷孕生產了。

成功了，就一定是做對什麼事了。

於是，我全面投入胚胎染色體的基因研究。爲了許多不孕症患者，在排除胚胎沒有染色體基因的問題後，就會知道問題非常可能出現在子宮、或免疫方面。

不孕的隱藏因素：生殖環境的影響

美國研究畢業後返台，老同學找上我，剛好遇到那陣子突然碰到懷孕率變低，但他們實驗許久，仍找不到原因。撇除人爲、技術因素，我想或許是「實驗室環境」關係？

當時懷疑是否爲空氣中 VOC（揮發性有機化合物）過高影響，果然從實驗室的通風排氣口解決這項因子後，懷孕率就此升高。

我深知，實驗室環境和人工生殖的懷孕率息息相關，這也是為什麼我開業後，就算耗費鉅資，也堅持一定要設立一個從水質、溫度、濕度、空氣品質等，都需符合國際規範的實驗室，將胚胎、免疫及基因都能自行檢測的三大實驗室。

我經常想，自己能爲這個世代做些什麼？

走過英國、美國、日本，和許多國家的生殖中心，我看到了未來生殖醫學甚至整個醫療的走向，這也是我希望能爲台灣不孕症治療，在走向下一個醫療世代的發展過程中盡一點心力！

許多不孕症患者一開始很像是「沙丁魚群」一般，哪邊傳出效果最好，就往哪邊去。但面對不孕症的治療，眞的只能像「沙丁魚群」這樣到處尋覓嗎？我腦子裡不斷思考著。

我常對病人說：「上帝不擲骰子！」面對不孕症、習慣性流產，我認為：「事出必有因」，找到原因、解決困難，才是直球面對不孕症最佳的態度。所以，「魔鬼藏在細節裡」！

我的夢想與理念：創立一個中西醫整合治療不孕症的醫院

中醫治療寬廣如同時間軸，注重個別差異，廣卻不深；西醫微觀深入，卻未考量副作用及個別差異性，若能截長補短，中西醫整合，可以讓不孕症治療的效果快一點，副作用少一點。

於是，我放棄美國綠卡，決心回台，圓一場爲不孕症患者努力的夢想。

我想做的事，只有在台灣才能做到！

我有中醫和西醫的執照和背景，我知道台灣有很多不錯的中醫人才和不孕症專業，如果能將中西醫聯手合作，不孕症一定可以獲得更好的治療。

於是，我的夢想和理念，就在愛群中西醫裡發酵、茁壯！我也深信醫療也需美學人文素養，給予醫病關係的平衡協調、病患的心靈平衡。

免疫不孕治療的曙光

越困難的問題就更應該按步就班！

我期待所有的不孕症病患都能有解。讓這群流產多次、試管嬰兒失敗多次、晚婚晚孕的媽媽，都能順利擁有個寶寶。

第一步就是要想辦法找到好的正常的胚胎這部分，以後有機會再討論。

第二步，有了好的胚胎之後，就是必須調整子宮所有條件，包括植入時間、子宮血流、內膜結構、免疫參數。

特別是跟免疫相關的檢查其實非常複雜，因此在判斷上更需要將胚胎問題先行排除，也就是要完成懷孕的條件非常多，任何一個條件不滿足就可能失敗。這也是我們爲什麼積極投入胚胎基因檢查的最重要因素，也是國外不孕症中心經常將基因和免疫併爲一談的原因。

在免疫不孕治療中，常見用奎寧、肝素、免疫球蛋白、阿斯匹靈甚至一些器官移植的抗排斥藥物，台灣可能是全世界最早用免疫治療不孕症之一。而這些可能是急救用的藥物，我們深怕病人會產生後遺症，譬如產後大出血，或是免疫深度抑制出現癌症，又或是血管病變。所以，在藥物使用上，也需格外特別注意。但在免疫不孕治療上，也因這些藥物的使用，讓病患能順利懷孕、平安生下寶寶，母子平安下，早產率也大幅降低。

只要病患能成功懷孕生子，我就開心滿足了！

我和愛群的醫療團隊盡力而爲，一路走來我們始終無悔！！

翁紹評醫師小檔案

- 愛群試管嬰兒診所及醫療機構創辦人、不孕症治療專家
- 美國 UCL A 大學生殖醫學中心博士後研究員
- 國立台灣大學生殖醫學（基因遺傳及環境毒理）博士
- 英國 Nottingham 大學生殖醫學碩士
- 中國醫藥大學中醫學系

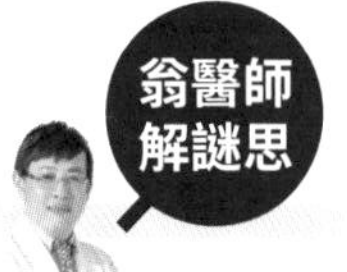

PGS/PGD 術語更名

早在 2006 年，國際監測輔助生殖技術委員會（ICMART）即制定了一份術語表，包含：

PGS：胚胎著床前染色體篩檢

PGD：胚胎著床前基因診斷

而在 2017 年發表了最新術語表，先前大眾熟知的 PGS 與 PGD，已經被「PGT-」為開頭的一長串字詞組合所取代。

PGT: Preimplantation genetic testing（胚胎植入前基因檢測）

◉ PGT-A: PGT for aneuploidies

簡寫為 PGT-A，用於檢測發散性的染色體非整倍體。等同於 PGS 檢測。

◉ PGT-M: PGT for monogenic/single gene defects

簡寫為 PGT-M，用於檢測單基因缺損的疾病。等同於 PGD 檢測。

◉ PGT-SR :PGT for chromosomal structural rearrangements

簡寫為 PGT-SR，用於檢測染色體結構異常。

一匹不怕獨自走過荒原的狼

上帝不擲骰子。說這話的人，如果是你的醫師，相當程度你應該感到放心且欣慰。

因為不管是不是愛因斯坦的信徒，在認知和性格上，他都具備以下特質：不輕易接受命定，不隨口把事情推給機率，相信表象底下有可探尋的脈絡或起因，認為棘手難題通過人類意志和努力可以得到（至少部分）化解。

尤其，如果你面對的困境，是反覆地、好不容易燃起希望旋即又墜入絕望深淵，過程煎熬、身心俱疲到宛如上帝棄子，比方懷孕困難、慣性流產或不孕症；這時，一位不輕言放棄且願上窮碧落下黃泉，不斷鑽研探問精進，只為解決病患問題的醫師，無疑更像求子苦海中的浮木，將是溫暖可信的專業依靠。

我無從計算這樣的良醫在台灣有多少，但翁紹評醫師必是其中之一。

儘管斷了音訊很長一段時間，久別重逢，對於他已長成一位婦產科中專精不孕症的名醫，我絲毫不感到意外與驚訝。因為，他在書中面對不孕求子不斷強調「上帝不擲骰子」的這句話，某個角度來說， 其實正像他面對自己上半場人生的座右銘。

因為不接受命定，一個台南成功大學旁育樂市場裡的麵攤老闆之子，才可能一路力爭上游到不僅取得中西醫雙執照，執業後仍赴英美進修拿到醫學博士，返國後接續自立診所、創建醫療中心、集團，到現在未曾停下腳步。

因為不接受命定，在醫界四大皆空警報響徹雲霄、少子化海嘯洶湧襲來之際，婦產科醫師的他才會非但不撤守，反而一頭鑽進不孕症中的免疫不孕狹路窄徑。就像停留在記憶中，年輕時我們曾經有過的閱讀討論，赫曼赫塞的《荒野之狼》，一匹不怕獨自走過荒原的狼。

翁醫師在書中說，「你要先相信，才看得見」是他的人生哲學。在我看來，先相信，不只才看得見，也才做得到。

不論是他為不孕醫療設下的高目標，或是台灣向數位醫療邁進的下一步，皆如此。

不過，縱使信奉上帝不擲骰子、不放棄即使1%的希望，一位好醫生也不能單有科學理性、技術自信，彷彿自認佇立在白色巨塔頂端的天神般。兼具感性與胸襟，落地、彎腰，願用同理心關懷疾苦病老， 絕對是一般民眾對醫師更深的期待。

這一部分的翁醫師，擁有學生時期便能預見的溫暖慈悲，對登門求子者充滿感同身受的關愛和耐心（我後來才得知，一位不孕前同事口中經常提起像朋友一樣的好醫生，原來就是翁紹評）。然而需要更多後天資歷養成的格局與企圖，則在我的想像之外。記得重新聯繫上的第一次碰面，互聊彼此近況沒多久，他就憂心忡忡地跟我談起台灣少子化趨勢，將帶來多大的社會問題和國安危機云云。

只是樂觀正向如他，視危機為契機。因掌握美英日先進國家的生殖醫學現況，他認為台灣具有結合中西醫強項的優勢，可以從胚胎、子宮乃至環境影響等不同節點著手，提供想生敢生但生不出來的夫妻更多元全面的醫療和調理服務，甚至有機會超越鄰國，輸出一個個新生的希望，成為又一個台灣的驕傲。

一人能夠走多遠，要看他的夢想有多大。

坦白說，我這國中同學的夢想真不小。他與他的中西醫集團努力在醫術、醫德之外，屬於醫政的管理和服務也做得出色，顯然就在為未來可能的拓展與佈局打地基、蓄能量。

資深媒體人

廣播電視節目主持人

蘭萱

期盼帶領更多不孕病患遠離黑暗

台灣人口邁入負成長，成為全世界生育率最低的國家。「少子化」已成為了世界各國的國家危機，「不孕」又與「少子化」脫離不了關係。中華民國生育醫學會和台灣生殖醫學會兩大學會的調查指出，從備孕到成功懷孕，平均得耗時 6.1 年，光是診斷不孕症就要花上 2.9 年，遠超過世界衛生組織 (WHO) 定義的 1 年不孕標準。從這些數字就可以體會到「不孕」之路是多艱鉅。

認識翁紹評醫師超過 17 年， 翁醫師對不孕症的治療和堅持讓我由衷的佩服， 他明白到這不只是個人的事，是一個家庭， 一個家族甚至是國家的問題。他帶領的愛群醫療團隊優化醫療技術，將成功率提升。這本書讓不孕的朋友或是對不孕議題關心的伙伴可以了解問題的結構，這是一本很值得閱讀的書籍。

就如翁醫師書中所說「因為相信，所以看見」，一個好的醫生和醫療團隊是不會放棄任何 1% 的機會，也是因為有信念才有可能成功， 因為有堅持才可能有收穫， 不孕路上的艱辛極需要有豐富醫療經驗的團隊牽手同行。任何一方都要有堅定的「信念」， 我相信在技術的差異性逐漸縮小的同時，「信念」反而是醫療團隊更重要的基石，翁紹評醫師在這方面是堅定的守護者，筆者期盼在這條不孕者的道路上，翁醫師可以帶領更多病患遠離黑暗。

TVBS 新聞部總監

王結玲

懷孕就是母體免疫調節及排斥的攻防戰

在子宮內的胎兒又稱為半異體移植胎兒，因為這個胎兒有一半的基因來自於父親，所以其所表達的蛋白質對於母體而言，是一個外來物，並且很自然地產生免疫及排斥反應。因此，胎兒之所以能繼續的存活，端賴於母體免疫的調節，而母體是透過許多的機制，才能達到辨識到半異體移植胎兒卻又不會將胎兒排斥的結果。

黃體產生黃體激素是其中的機轉之一，研究顯示懷孕 5 到 13 周，血中黃體素濃度低於 40nmol/L 比高於 70nmol/L，有顯著的流產風險，主要的理由是黃體素在懷孕的過程中將母體血液中的殺手細胞數量減少，並且增加子宮殺手細胞的數量，透過免疫調節的機制，以協助胎盤穩定的形成，另外，黃體素可以抑制子宮內膜下的子宮結合帶在受精卵要著床時的收縮，這一系列抑制母體對胎兒抗體的免疫反應及配套，在讓受精卵能夠著床、胎兒能夠繼續存活中扮演非常重要的角色，這也就是為什麼當早期懷孕有產生迫切性流產（如下腹痛或陰道異常出血）的時候，會服用黃體素來安胎的道理。

另外，「合體滋養層細胞」（syncytiotrophoblast）是形成胎盤最外層的組成細胞，除具有積極侵入子宮內膜的特性外，會分泌胎盤衍生外泌體（Placenta-Derived Exosomes），而胎盤衍生外泌體會表現出對 T cells, monocytes, natural killer (NK) 等免疫細胞的全身性免疫抑制現象，並且對子宮內膜具有免疫調節功能，以利胎盤穩定形成，這一些都在在表現出，懷孕就是母體免疫調節及排斥的攻防戰。

翁紹評醫師在英國複製羊中心取得生殖醫學碩士及國立臺灣大學基因及環境毒理博士，對於無法協助完成懷孕的婦女，翁醫師認為依循傳統各大醫院制式的治療模式，無法找到答案。改變，可能是唯一的出路，於是他為了不孕婦女的多「一點點」懷孕的機會，他成為台灣第一位將試管療程與臺大免疫科跨院會診的生殖醫師。二十多年來翁醫師累積出越來越精準的臨床經驗，終於生殖醫學界在近幾年，有越來越多的生殖醫師相信受精卵植入的著床與正常的懷孕一樣，都是經歷一場母體免疫調節及排斥的攻防戰。

翁醫師更為了試管療程即早發現免疫的排斥反應，可以再搶時間介入免疫的治療，爭取多「一點點」懷孕的機會，於是花費千萬建立全臺第一個試管嬰兒中心內的免疫檢測實驗室。他也為了能為病人提供更多元的免疫調節療法，與當時在台北市立陽明醫院擔任主任的我，進行試管中西醫整合療法的跨院會診，透過中藥、針灸能調節免疫的特色，為試管療程中的不孕症婦女再多增加「一點點」的懷孕機會。

翁醫師相信很多試管療程中的不孕症若沒有成功受孕，一定可以從背後找出問題之所在，這也是翁醫師在愛群試管嬰兒中心不斷投入經費、時間研究各種療法的原因。因此也將這個核心信念放入愛群醫療集團的品牌名稱：Integrative Holistic Medicine (IH Medicine：愛群醫療)。

我很敬佩翁醫師，這一種不斷自我追求卓越的行醫理念，並非常榮幸能為他生殖醫學免疫檢測及療法的創新著作寫序，我極力推薦所有想要懷孕、還沒懷孕的婦女，這是必讀的一本寶典！

前中國醫藥大學附設醫院副院長暨前中國醫藥大學教授

賴榮年 醫師

每個醫學的突破，總有一個偶然的觸動，與一顆必然鍥而不捨的心！

就像佛萊明（Alexander Fleming），沒有如大家一樣把一般視為無用的發黴的培養皿丟棄，而發現了抗生素，拯救了千千萬萬被細菌感染的生靈！

也像在西澳洲皇家伯斯醫院的華倫 (J. Rrobin Warren) 醫師，沒有如一般病理學家把顯微鏡下看到的胃部細菌視而不見，鍥而不捨地揭開了幽門螺旋桿菌與胃潰瘍的關係，造福了許許多多受胃潰瘍之苦的病患。他也因此獲得了 2005 年的諾貝爾生醫獎。

中醫學很早就重視婦女健康與不孕問題。戰國時的名醫扁鵲過邯鄲時，就做了婦產科醫師；漢朝的中醫醫聖張仲景在其傳世的中醫經典《傷寒卒病論》中，也有婦科治療的論述；唐朝著名的藥王孫思邈在其名著《備急千金藥方》中，首篇就論述了「婦人方」。二、三千年來中醫一直守護著婦女的健康，而生育是其重要的關鍵問題！

在診治不孕症的時候，通常要考慮五大問題：1 是精子品質問題、2 是卵子品質問題、3 是子宮內膜環境問題、4 是婦女生殖免疫問題、5 是骨盆血流問題 (包括子宮與卵巢血流)。

中醫治療不孕症向來重視男精女血，也就是要男子的精蟲品質好，並透過對女性月經的週期、經量、經質及相關問題 (如經痛) 的診察，評量卵子品質與子宮內膜環境的好壞 (其中當然也關係到免疫與血循環的好壞)，再給予適當的治療方法，增進懷孕，達到承嗣的目標。

精子如何從陰道游經子宮頸、子宮，到達輸卵管端，而不被母體的免疫部隊消滅？受精卵又如何躲過母親的免疫機制而在子宮內著床成熟？這些過去視為不是問題的問題，一如過去的醫師沒有人會懷疑「細菌怎麼會出現在強酸的胃液中」！尤有甚者，自體免疫的現象，越來越被研究重視，母體會不會也響起了攻擊自己卵巢、子宮的號角呢？

這些的問題，都有一顆鍥而不捨的心在追究！

在與翁醫師諸多相敘討論的日子，再讀過他的這本著作，更體認了那顆熱誠的醫心。

相信他的努力，會給諸多有不容易懷孕困擾的夫妻帶來成功的喜躍。

所以我樂意向大家推薦，也願意在中西整合醫療的道路上，與他一起不斷地努力！

前台北慈濟醫院中醫部主任

陳建霖醫師

2023．癸卯年．春分時節

Part 1 免疫生殖學

免疫不孕檢測

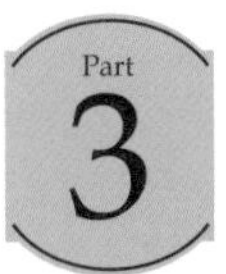

免疫準媽媽的希望：預防性治療提高懷孕成功率

免疫不孕中西精準醫療

Part 1

免疫生殖學

note

Chapter
1

上帝不擲骰子！不能預期的懷孕失敗，不是機率問題！

32 歲的 Cindy，結婚三年多、在夫妻都沒有避孕下，竟然一直都沒懷孕，只能尋求試管嬰兒一途。但在跑遍各大醫院不孕門診，經歷三次試管，花費大筆金錢和時間、精力，一次又一次的打針、檢查、試驗、植入，每次都是「漂亮的 A 級胚胎」，卻都還是宣告懷孕失敗！

眼淚幾乎都快流乾了，一再流產卻一直找不到原因，只能從醫師口中得到一個答案，「流產可能是機率問題，原因不明！」

Cindy 天人交戰，不只一次問自己、問醫生：

「為什麼不能懷孕成功？」

「懷孕的機率問題，難道只能歸咎於運氣？」

難道就像長輩說的，「有子有子命，沒子天註定」？

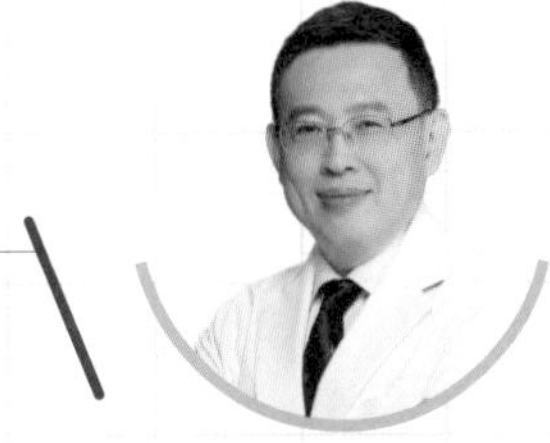

翁紹評醫師

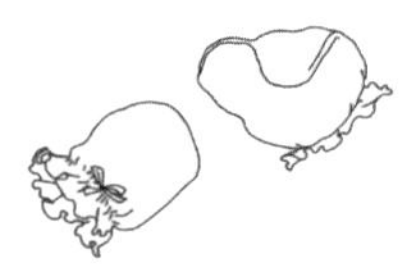

懷孕生子，難不難？

在不孕門診看到的多是「關關難過！」很多案例都經過一次次的失敗，再一次次的嘗試，最終才能有機會和上天求得懷孕成功。

懷孕成功，難道只是機率問題嗎？

我卻一直覺得，上帝不擲骰子！懷孕成功沒有所謂的「機率」問題。懷孕失敗只有找出問題癥結點，積極解決問題，才能迎來Baby。

一直流產，難道是「免疫媽媽」嗎？

明明夫妻都是每年健康檢查 all pass 的「健康寶寶」，怎麼就是無法順利懷孕生子？

在所有不孕症檢查和狀況都排除後，仍然一直出現不明原因的習慣性流產，真的讓夫妻雙方都心力交瘁！

有的女性，平常都沒任何免疫疾病的症狀，只有遇到懷孕的時候，免疫系統才會嚴重的異常大爆發，「我根本不知道自己有免疫不孕的問題！」

我認為，在懷孕困難的原因追究中，除了精子、卵子、子宮的問題之外，有 10%-15% 的原因，可能是「免疫系統異常」而造成。

而這個部分，卻是一直被忽略和爭議的領域！

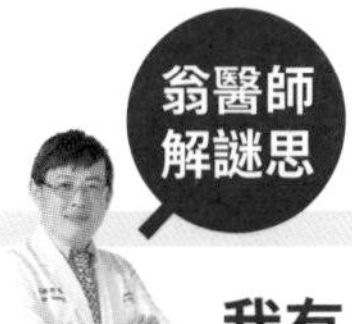

我有「不孕症」嗎？

在完全無避孕的情況下，泛指一年都沒有順利受孕。

以年齡來說，各年齡層不孕的定義：
30 歲以下：半年無避孕而沒受孕。
30 歲 ~35 歲：一年無避孕而沒受孕。
35 歲 ~40 歲：二年無避孕而沒受孕。

撇除子宮的問題，精卵結合胚胎的機率，在 30 歲以下，卵子、精子皆正常情況下，約 3-4 個月可自然受孕，基本受孕率為 25%。隨著年齡越長，卵子正常率降低、精子異常率增加（包含精子活動力下降、型態異常），40 歲以上，胚胎自然受孕成功率則為 1/80~1/100。

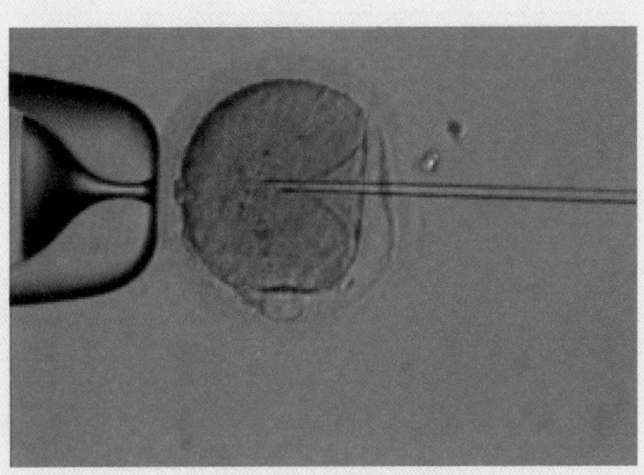

「免疫媽媽不易診斷出來，但只要用對療程，就能讓這群女性懷孕成功！」我一直這麼相信著！

這類的「免疫媽媽」，是指因懷孕過程而出現免疫異常問題。平常完全沒有免疫症狀，卻因懷孕的關係，讓自身免疫系統可能受到基因、體質因素，產生嚴重的免疫異常反應，而影響懷孕成功與否。

常會有原因不明的不孕，或反覆性、習慣性流產，或可能因懷孕而出現水腫、血栓、高血壓、心臟病、子癲前症、早產，甚至危及母體生命安全，這一群困難懷孕、「拿命來求子」的媽媽，就是「免疫媽媽」。

懷孕成功，每個條件都是必要的！

懷孕生子是夫妻間重要的課題，也是雙方共同的人生功課。

自然受孕首先就是掌握月經週期、排卵期、提升精子品質。備孕階段，補充母體所需營養、了解母體受孕時機、調整雙方的生活方式、以及注意飲食要點等，並做好生育的身體和心理準備，保持受孕的最佳狀態。接著就是「勤做功課」，從研究看起來，一個月行房少於 6 次懷孕率就會降低。還有心情也是一個重要因素，因爲正常狀態下是不需要算時間，要能享受夫妻在一起的幸福感，才能讓受孕機會能大幅提高。

一般來說，在夫妻各方面準備都很充分的情況下，若在 30 歲以前，沒避孕半年還沒有受孕成功，就要至醫院做生殖能力檢查。若年齡已過 30 歲，且在積極行房下，一年還是沒有成功受孕，就必須儘早就醫確認原因，進行初步的檢測，根據病史、年齡、各項檢測，尋找生殖醫療上的協助。

懷孕除了自然受孕之外，還有試管嬰兒 (IVF)、人工受孕 (IUI) 的人工生殖醫學方式。試管嬰兒與人工受孕最大差別，就在於試管嬰兒的精卵在體外結合成胚胎，必須把精子和卵取出，受精形成胚胎後，再植入在母體的子宮內。

對於許多求子的女性而言，人工生殖這一條路走來坎坷、荊棘不斷，特別是對於害怕抽血打針的人，每隔幾天的打針抽血在心情上非常折磨。然而在送子鳥降臨的那一刻，看到驗孕棒的那兩條線、接著聽到孩子強而有力的心跳聲（胎心音）、到順利拿到媽媽手冊的那一刻，準爸爸媽媽們都會感動不已、淚流滿面！

他們終於能大喊：「我懷孕了！」、「我終於要當媽媽了！」

我認為，懷孕就好像種田一樣。

不僅需要有優質的種子、良田、絕佳的外在環境、溫暖的氣候、充足的水分、養分、適當的施肥、適時的除草、去除病害蟲等等，每種條件都缺一不可，才能讓「種子」（胚胎）順利發芽、茁壯、成長到收割。

因此，我常說，懷孕成功的因素，每個條件都是「必要因素」、「缺一不可」！

順利懷孕成功因素，分為「受孕階段」和「著床階段」：

受孕階段，是指胚胎正常受精發育。

包含卵子與精子、精卵結合成胚胎、胚胎的染色體、遺傳基因

DNA 等均正常。

著床階段，是指胚胎在子宮正常環境下，順利著床。

包含子宮內血液、環境、狀況均正常，胚胎可以順利長大。

懷孕失敗的原因有哪些？

不少夫妻都是在經歷至少一年以上的自然懷孕失敗後，求助醫生，進行人工受孕或試管嬰兒。不孕診療醫師通常會通過對夫妻雙方初步檢查，了解可能會是哪些原因造成不孕。

女性可透過超音波、抽血、輸卵管攝影等檢查卵巢、荷爾蒙、子宮、輸卵管的狀況。比如先檢查出卵子庫存量 (AMH)、子宮結構是否有問題。

男性可進行精液分析，了解精蟲數量、型態、活動力、液化時間，或是檢查是否有勃起障礙、逆行性射精、輸精管阻塞、精索靜脈曲張等。

夫妻雙方先初步找出不孕原因後，才能選擇正確的治療方式。

懷孕失敗分析其原因，可分爲胚胎因素和子宮環境因素。

胚胎問題，包含卵子正常率、精子正常率、精子活躍率、精子存活度、精蟲抗體、精卵是否能順利結合、細胞核正常率、細胞質正常率、基因遺傳等。

關於卵子，隨著年齡增長，女性卵子的數量將逐漸減少、且品質也會隨之降低。因此，四十歲以上的女性生育機率會大幅降低，流產和嬰孩先天性缺陷的風險，亦會隨著女性的年齡而增加。若是遇

懷孕成功必要因素

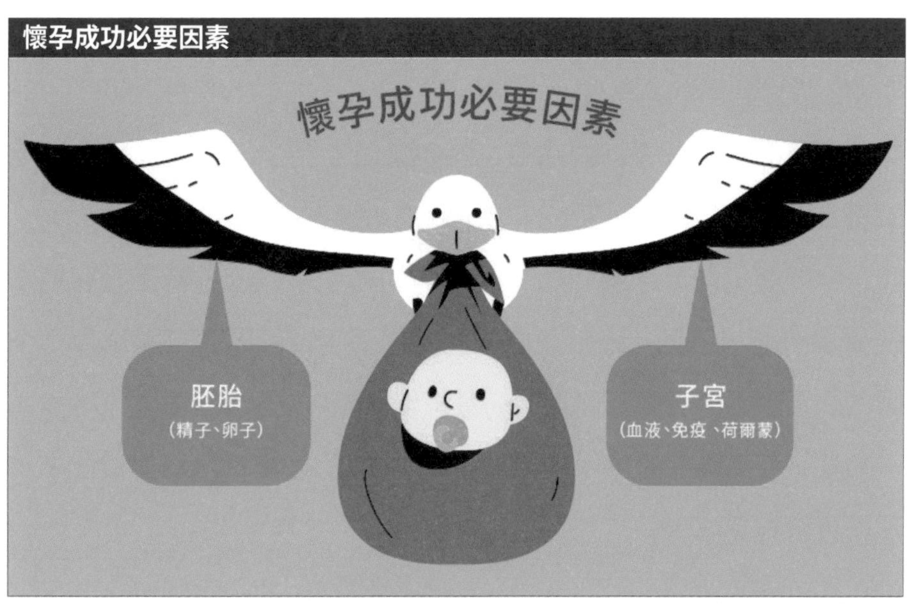

不孕症發生的各種原因

導致不孕的因素：大致可從胚胎基因、子宮、內分泌或自體免疫問題來看，但大多數還是「原因不明」！

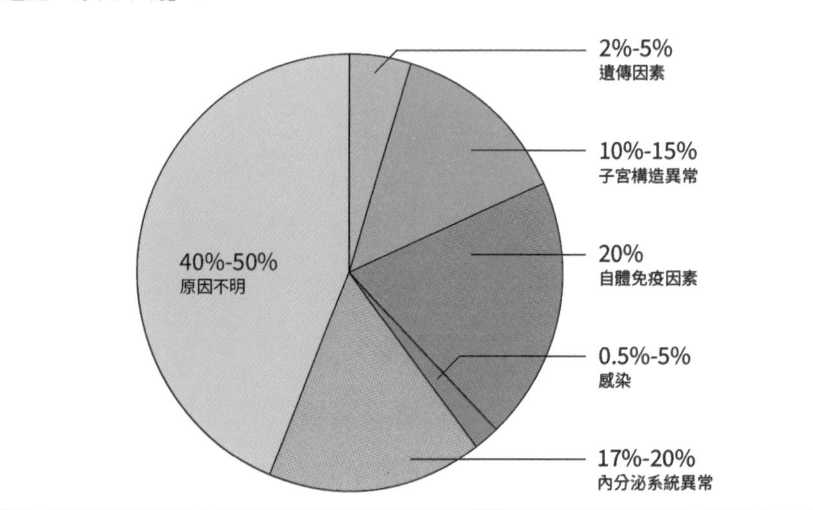

到輸卵管阻塞、子宮內膜有瘜肉、卵巢功能不全、卵子發育不良等問題，就無法順利自然懷孕。

關於精子，會檢查精液品質、精蟲數量、精子活動力等因素，要有優良且數量足夠的精子，才有辦法成功讓卵子受精。

子宮問題，需要了解胚胎是否能順利在子宮著床？是否有免疫系統異常問題？是否有胚胎著床的問題？子宮內膜是否足夠增厚？子宮內的黃體素是否充足？足夠的黃體素才能增加胚胎著床機率。

因此，當 A 級胚胎植入子宮後，胚胎和子宮檢測均正常情況下，理應可順利受孕。

但從臨床來看，我發現，不少案例就是在這一階段卡關、失敗了。若優良的胚胎植入子宮，卻著床失敗，可從子宮因素來探究。例如：受孕時間、子宮內血流、母體免疫系統、荷爾蒙等因素。

母體本身的免疫系統抗體過高，就會造成血管發炎，使得胚胎不容易著床，因此容易流產，或是造成胎盤血栓、血管堵住、產生全身性的免疫異常，危及母體與胎兒安全。

免疫系統的影響從不容易著床、容易流產，到早產、死胎，端看抗體與母體之間互動的關係，這是一連串的反應。

因此，就算是幸運懷孕，必須一直到生產完一至二星期，都應該小心監控。

朝「我是不是免疫媽媽？」找答案

生殖醫學日新月異，科技和研究日益進步下，我和愛群中西醫團隊從實驗、研究、大數據分析，不斷找出懷孕失敗，所謂「機率」下的確切原因。

從胚胎檢測 (比如 Time-lapse 縮時攝影與 PGT-A 檢測)，再進一步探究子宮環境，諸如：子宮內膜、甲狀腺、免疫系統等問題。

很多期待當媽媽的女性，都不知道自己會有免疫不孕的問題，這是因為這些免疫問題，一般如果單純只在子宮內發生，身體上未必有癥狀。如果有症狀的話，比如甲狀腺炎，通常會去內科治療，可能不會認為是免疫問題造成不孕，但好消息是也因此常常有病人在處理甲狀腺問題而同時懷孕。

所以，如果有習慣性流產、不明原因的流產、難孕、不孕，我建議可以朝：「我是不是『免疫媽媽』？」來評估求解！

我始終認為，懷孕困難不是機率問題，必須找出失敗的主要原因，進而徹底解決問題！

以下這些問題都檢查正常，
就要考慮是不是「免疫不孕」！

卵子

□卵子正常率 □卵子數量 □卵子品質
□卵子發育不良 □輸卵管阻塞 □子宮內膜瘜肉
□卵巢功能不全

精子

□精子正常率 □精液品質 □精蟲數量 □精子活動力
□精子存活度

胚胎

□受精卵是否能順利結合 □細胞核正常率
□細胞質正常率 □基因遺傳

子宮

□胚胎著床 □黃體素 □子宮內膜 □荷爾蒙

Chapter

2

胚胎如何成功著床？

時間／血液／免疫／荷爾蒙

為什麼我每次植入都不成功？到底是哪個環節出錯了？」

「為什麼每次醫生都說是 A 級胚胎，但還是植入失敗了？」

「醫生說，我是免疫媽媽，因為身體免疫反應激烈，會影響胚胎著床？」

「為什麼才剛剛驗到淡淡的二條線，就出現輕微出血？」

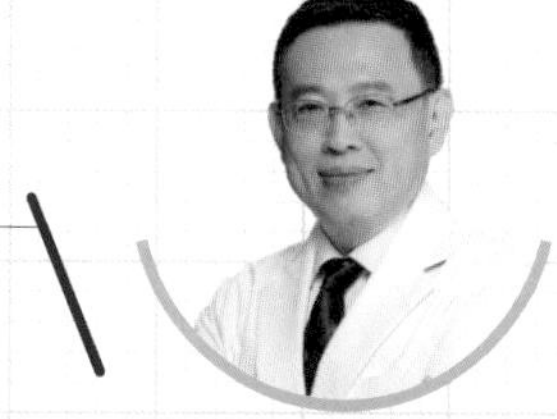

翁紹評醫師

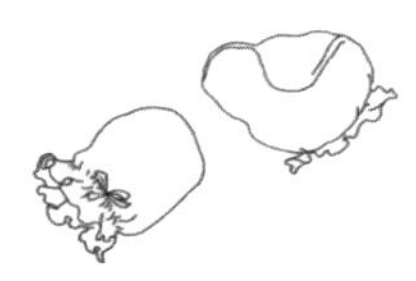

想要當媽媽，眞的很不容易！尤其這些年在不孕症門診看到這群求子心切的準媽媽們，被各種難解問題困擾折磨。

準媽媽們要先了解，到底是什麼因素，影響胚胎著床？

胚胎如何著床？

精子和卵子相遇，成爲「受精卵」後，約在 24~30 小時內會分裂成兩個細胞，之後便迅速地細胞分裂成 4 個、8 個，倍數增長，並從輸卵管朝子宮方向移動，尋找適合著床的位置，大約在 3-4 天後到達子宮。

接著，囊胚期胚胎會附著在子宮內膜上，他的內外細胞與子宮細胞即將合體，受精卵發出訊號，細胞分泌蛋白溶解　，溶解子宮內膜細胞、間質及血管，完全埋入子宮內膜中，並且被內膜覆蓋，這樣就順利完成「著床」，形成胚胎！

胚胎著床的地方會發展爲「胎盤」，進而從媽媽子宮獲得營養與排除代謝廢物，胚胎就可順利成長。但如果受精卵「跑錯地方」，跑到子宮內膜以外的地方，比如輸卵管，就是「子宮外孕」了。這時候，就要及早處理，以免造成媽媽的生命安全。

胚胎著床成功的因素

如何才算胚胎著床成功？不僅是要有優良的卵子、精子，受精形成良好的胚胎，胚胎居住的環境，子宮環境也要良好。同時，著床的時間點、子宮內血液、身體的免疫情況、荷爾蒙狀態，這些都缺一不可的條件，天時、地利、人和都十分關鍵，才能讓胚胎順利著床、「安心住下來」！

爲了提高懷孕率，如果年齡比較大，或是已經失敗過 2-3 次，我常建議病人做 PGT-A「胚胎床前染色體篩檢」。一般正常來說，只要 PGT-A 正常，大約就有 80% 以上的機會順利著床。

但還是有 PGT-A 正常，卻依然是懷孕失敗！我歸納出以下幾個可能原因：

1. 因爲 PGT-A 只檢查細胞核，沒有檢查細胞質，但細胞質還是有可能發生問題，比如說粒線體異常。
2. 胚胎著床時間問題，約佔 5%。這點可做「子宮內膜容受性檢測 ERA」找到最佳著床時間點來解決。
3. 子宮動脈血流養分供應問題，與子宮內膜結構，比如瘜肉與肌瘤問題。
4. 免疫不孕的問題，約佔 5-10%。

著床成功的時間因素：如何找到胚胎著床的最佳時間點？

搬家入住新房，都需要挑選「良辰吉時」，所以，胚胎著床更是需要挑對「好日子」！我們可以想像：子宮是一間會定時定期關上窗戶的房子，只有正確時間到了，窗戶才會打開，優秀的胚胎才能進入子宮，到這間房子來安住，著床、生長發育。

正常受精卵順利嵌入子宮內膜，此時才算是正式「著床」成功。著床時間通常爲排卵後的第 5 天到第 7 天，以月經週期 28 天的人來算，也就是月經週期的第 19 天到第 21 天。

在試管療程中，對於比較高齡的婦女來說，如果胚胎良好，但重複著床失敗，為了增加胚胎著床成功率，我都會建議進行「子宮內膜受孕性檢測（ERA）」。我認為，在植入胚胎前的 1 至 2 個月，安排用「ERA 檢測」，可預先檢查內膜表現基因，了解自己的最佳植入時間點。

這是一種客製化、精準醫療分析檢查，在子宮內膜典型著床窗期，月經周期第 19-21 天，進行子宮內膜採樣做基因檢測，並與大數據基因庫做比對，就能找出眞正著床窗期是在月經週期第幾天。

著床成功的血液因素：供應量夠嗎？品質好嗎？

其次，子宮的結構環境，是否適合胚胎著床？可以從子宮動脈血流與內膜厚度、是否有瘜肉等，影響受孕成功的關鍵來思考。子宮內空間需要大小適中、沒有外物干擾。不可以有瘜肉增生、或黏膜下肌瘤突出，造成著床阻礙。

根據研究統計指出，小於 6mm 的子宮內膜，胚胎幾乎無法著床，或是只能淺著床，就像子宮外孕一樣。7~15mm 的子宮內膜統計的懷孕率較佳，大部分的女性內膜厚度測量 1 公分左右，就很適合懷孕。太厚的子宮內膜（例如 > 18 ~ 20 mm）反而懷孕率開始下降。因爲這可能是潛在性「內膜異常增生」，或是「子宮腔瘜肉」的疾病，

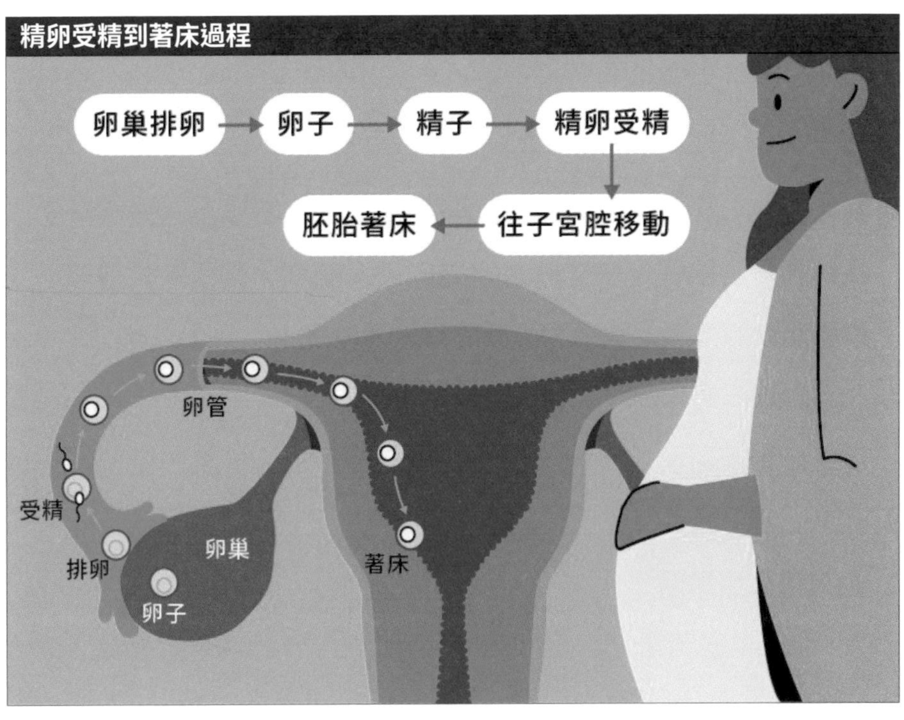
精卵受精到著床過程
卵巢排卵
卵子
精子
精卵受精
往子宮腔移動
胚胎著床
卵管
受精
排卵
卵巢
卵子
著床

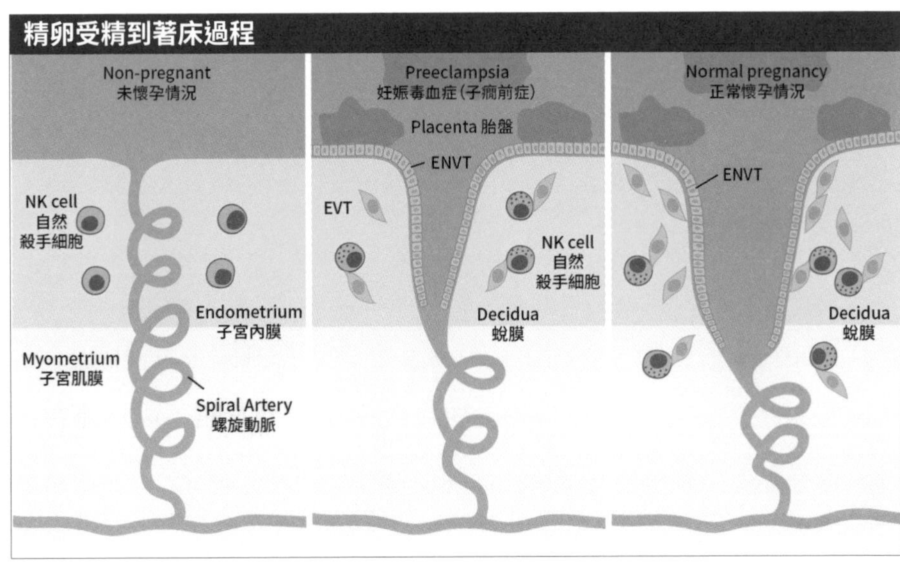
精卵受精到著床過程
Non-pregnant
未懷孕情況
Preeclampsia
妊娠毒血症(子癇前症)
Normal pregnancy
正常懷孕情況
Placenta 胎盤
ENVT
ENVT
EVT
NK cell
自然
殺手細胞
NK cell
自然
殺手細胞
Endometrium
子宮內膜
Myometrium
子宮肌膜
Spiral Artery
螺旋動脈
Decidua
蛻膜
Decidua
蛻膜

子宮容易出血。因此，建議在準備懷孕前，安排子宮鏡，詳細檢查一次。

我常比喻，將子宮內膜想像為一片水田，將石頭及一些阻礙生長的物質清除後，接著就是灌溉田地。所以，要稻米長得好，就要灌溉的溝渠足夠大、灌溉的水質要良好。

這就是指子宮內的「血流供應量要足夠」＋「供應的血液品質良好」。

1. 血流供應量問題：

A．血液免疫問題：若血液凝固速度太快，需評估是否有免疫系統的問題。

B．血管是否太細：如同水田中的溝渠不夠寬，水分和養分無法供應。如果血液灌溉量不足，養分送達的速度過慢，胚胎就會長不大、甚至枯萎而流產。

2. 血液品質問題：

A. 血液內含抗體：易造成的免疫問題，有時候會造成血管收縮，比如腫瘤壞死因子（TNF）、或是白血病抑制因子（LIF）。

B. 出現血栓：血栓爲血液的品質有問題，血流不順、內含雜質，血液凝結、結塊、都造成血管堵塞，形成血栓。

因此，胚胎著床前後，我最在乎病患的「子宮血流」問題。

子宮「內膜層」裡由血管與子宮內膜細胞共同組成，內膜細胞有支架的功能把血管撐起來，然後與胚胎的血管接在一起，如果其中一邊血管太細，或是長不到內膜與胚胎接觸的表面，甚至可能找不到血管。如此，就會造成胚胎著床失敗，甚至胚胎發育不好，就會被自然代謝。

所以，我會建議，在胚胎著床前後，就測驗「子宮動脈血流」，就是爲了增加那或許只有 5% 的懷孕率。因爲仍有少數人因子宮血流不夠好，而造成懷孕失敗。約有 70~80% 的病患從就診時，透過超音波就可以看出內膜成長的速度和型態，大致判斷子宮血流是否有問題。但仍大約有 10%~20% 的病患，因角度關係或生長速度較慢，須以更高階的機器做子宮動脈血流檢查。

在子宮血流部分，根據每個人不同內膜血流狀況，選擇適當的方式，可以增進子宮的胚胎著床機會。可以透過中藥、針灸、或透過 HCG 藥物、低劑量阿斯匹靈、左旋精氨酸 (L-arginin)、或服用威而鋼、或使用高壓氧，都可以使血管擴張，以增加子宮血流的方式，促進子宮內膜生長、增進子宮血液循環，胚胎著床後，才有良好的血液循環。

免疫問題的反覆性懷孕失敗

在臨床上，若反覆性著床失敗，我會考慮是否為免疫學上的排斥效應。

1. 母親與胎兒間排斥作用的問題（半異體免疫）

人類白血球抗原 (human leukocyte antigen；HLA) 是人體最複雜的基因系統，一半來自父親，一半來自母親。胎兒帶有一半來自父親的抗原，胚胎能夠喚起母親某種免疫防護措施，阻止排斥反應發生。

正常懷孕母體的免疫防護，有以下兩個特徵：

A. 母體缺乏對抗胎兒的細胞免疫，由於胎兒滋養層細胞上僅表現特定的 HLA，可以避免母體的自然殺手細胞、T 細胞及巨噬細胞辨識異常而造成毒殺傷害。

B. 正常懷孕偏向 Th2 反應。輔助型 T 細胞分為二類，Th1、Th2，Th1 類的細胞動力素 (IL-1、IL-2、TNF-α、IFN-γ) 可能直接、或間接地經由自然殺手細胞的活化，來破壞胎兒和胎盤組織；Th2 類 (IL-4、IL-6、IL-10) 則會抑制發炎反應，避免胎兒排斥的發生。

當媽媽和胚胎第一次接觸時，「免疫抑制」就扮演重要的角色。

另外，懷孕的過程中 HLA 分子亦會誘導母體產生阻隔性因子，將胚胎組織表面抗原遮蔽，以防止母體免疫系統將胚胎組織視為外來抗原而加以破壞消除。

正常的懷孕原本就牽涉到複雜的「免疫耐受」機轉，若是這套免

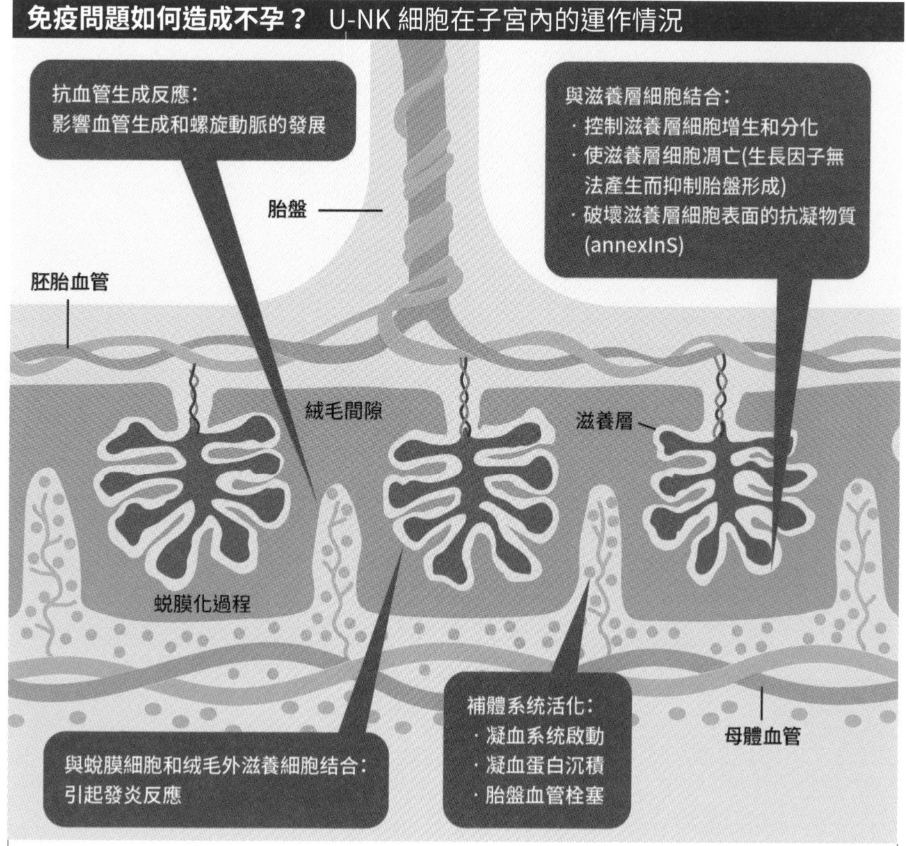

U-NK 細胞的主要功能之一是幫助重建子宮內膜中的血管。所以，U-NK 細胞活性增加時，血管生成迅速，從母體到胚胎形成階段的壓力和血流量會引起「壓迫」，導致因氧化而流產。在子宮內膜正常情況下，

1. 正常胚胎植入內膜的情況：

滋養細胞 ▶ 侵入子宮內膜 ▶ 重構子宮內膜 ▶ 子宮螺旋動脈重塑

2. 非正常胚胎植入內膜的情況：

滋養細胞 ▶ 侵入子宮內膜 ▶ 重構子宮內膜 ▶ 免疫細胞過於活躍 ▶ 攻擊滋養層 ▶ 子宮螺旋動脈重塑受阻 ▶ 胚胎營養不足

疫系統出了問題，或者母體內有不正常的免疫抗體，就有可能導致胚胎著床失敗，還會造成習慣性流產問題。

2. 免疫抗體的種類包含：

抗磷脂抗體

紅斑性狼瘡抗體

甲狀腺抗體

抗精蟲抗體

這些抗體會作用在血管壁內膜細胞，抑制前列腺素生成，使得凝血素增加，引起血管收縮及血小板凝集，形成血栓，進而影響胚胎著床。另外，有的免疫系統會攻擊胚胎，造成胚胎無法著床或反覆流產。

荷爾蒙因素干擾著床

月經週期、排卵期，都是受到 FSH（卵泡雌激素）、LH（黃體生長激素）、Estrogen2（雌性素）、Progesterone（黃體素）這四大荷爾蒙影響。其中「雌激素」的分泌會助長子宮內膜，讓子宮內膜增厚的適合著床的狀態。而能夠影響著床時間點就是「黃體素」。

子宮內膜受到雌激素的滋養而增厚，但不斷增厚的子宮內膜，並不能接受胚胎著床，真正讓打開內膜著床的開關是：「黃體素」。

黃體素如何影響著床？

過早過高的黃體素，會讓黃金著床時間提早關閉。

- 還沒排卵的濾泡期，若使用黃體素會抑制排卵。
- 排卵期前後，提早給予或過高的黃體素，著床時機會提早打開，因而胚胎錯過能著床的黃金時間。
- 懷孕初期，黃體素不足，影響內膜增長，也會讓胚胎著床失敗。

媽媽想懷個孕真的很不容易啊！

我常說，上帝不擲骰子！

所以，流產一定會有原因！只有找到胚胎著床失敗的原因，哪怕是只有 1% 的機會，找到失敗的原因，對症下藥，才能一圓當爸媽的願望。

note

Chapter 3

免疫系統出了什麼問題？

近二十年前，一位患有類風濕性關節炎的準媽媽，在試管嬰兒植入後，眼看一切都很順利時，卻發生莫名水腫，特別是肺部，危及媽媽生命安全，甚至住進加護病房緊急搶救。而當時卻查不出任何原因，束手無策下，只能終止妊娠，媽媽水腫情況才好轉，保住媽媽。

「經過這麼多年也找不到原因，是不是真的無法有個寶寶呢？」

「醫生檢查我有甲狀腺問題，難道這樣就不易懷孕嗎？」

「為何我總是在植入階段就失敗？」

「為什麼寶寶都是在六～七週，就莫名其妙的不見、流產了？難道是我做錯了什麼嗎？」

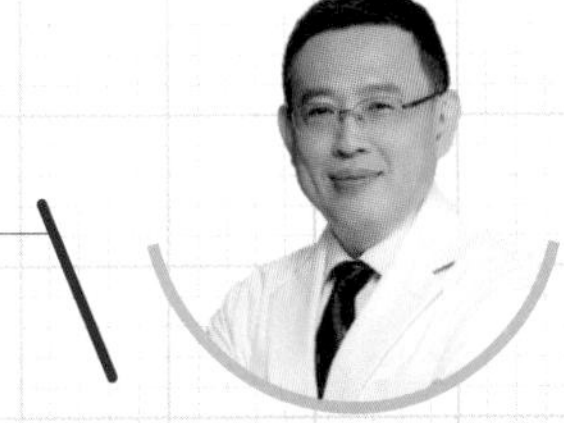

翁紹評醫師

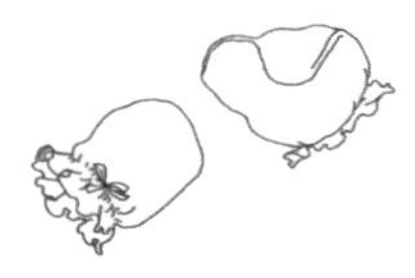

談到免疫和不孕，我總是會想起這個病患。我當時一直在想，到底問題出在哪裡？

免疫不孕症，總是讓準媽媽求子路途備感千辛萬苦。如果相關醫療知識及技術更爲發達，媽媽和寶寶是否可以安然度過？這位媽媽是否可以不用受那麼多苦，就能擁有一個寶寶呢？

因此二十多年前，我便開始往免疫系統和不孕症之間關聯的方向進行研究。

免疫系統是什麼？

人體的免疫系統是用來防衛、保護身體，遇上外來物，身體判斷爲敵人時，則會做出適當的抗體，抵擋外來入侵者。免疫系統的成員很多，除了白血球以外，T 細胞 (淋巴球)、B 細胞 (淋巴球)、自然殺手細胞、巨噬細胞等都是免疫系統的重要成員。

因此，抗體是身體用來對抗外來侵害的防禦系統，但如果產生的抗體不是用來對抗外來的細菌、病毒、或外來物質，反而轉過來攻打自己的身體器官，他們不分好壞、搞錯對象、「無差別攻擊」下，全身都可能遭殃。就像是原本應該保家衛國的軍人，卻突然叛變化身爲反抗軍一樣，變成「自己人打自己人」的狀況。這些反抗軍抗體會侵犯身體的各個器官，引起各個器官的嚴重發炎與組織損害，從器官的慢性發炎，甚至喪失功能，給身體帶來不少危害。

所以，當身體免疫系統失衡，無論是太強、或太弱、或攻擊錯誤對象，都會影響全身，引發不同疾病，包括：

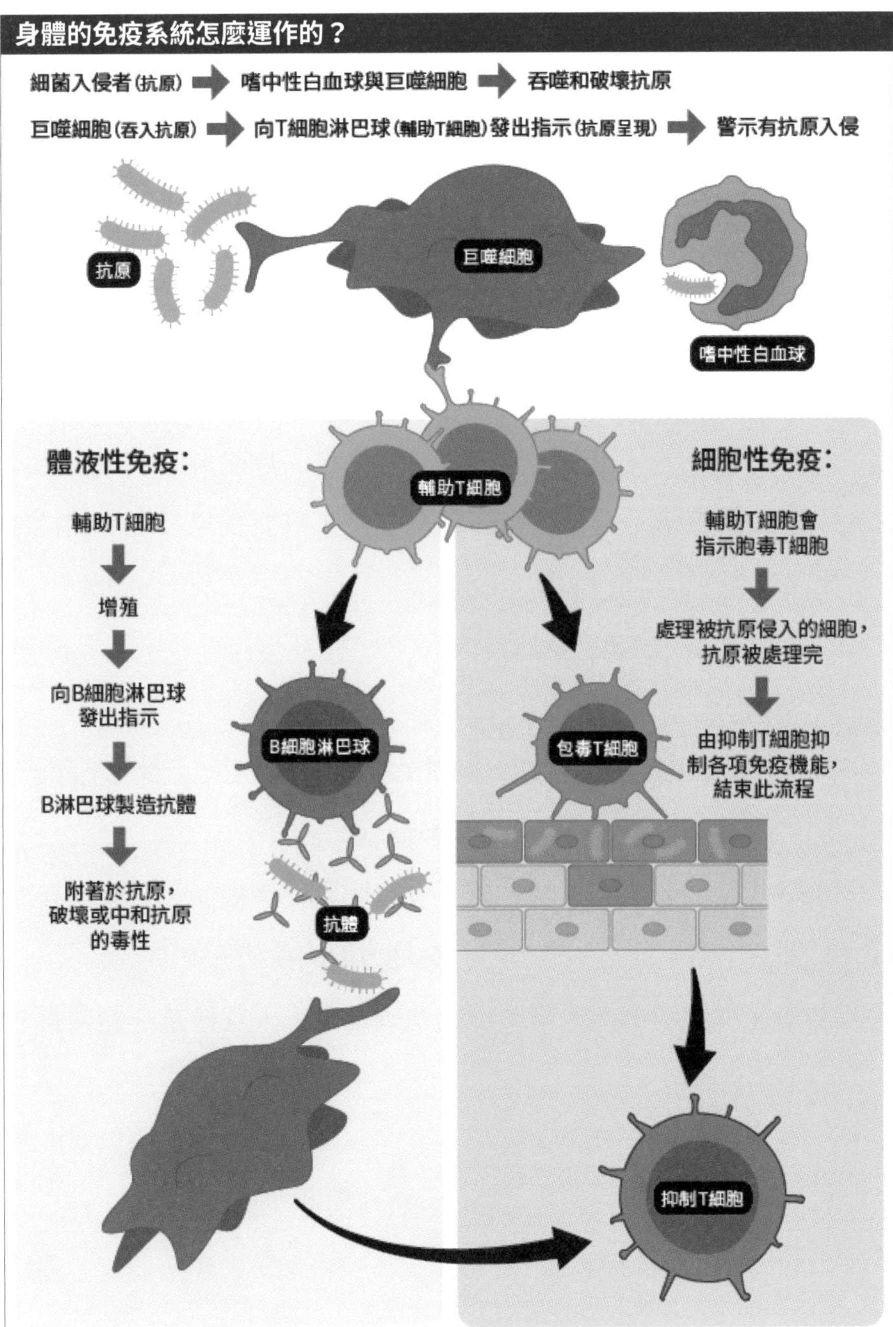
身體的免疫系統怎麼運作的？
細菌入侵者(抗原)
嗜中性白血球與巨噬細胞
吞噬和破壞抗原
巨噬細胞(吞入抗原)
向T細胞淋巴球(輔助T細胞)發出指示(抗原呈現)
警示有抗原入侵
抗原
巨噬細胞
嗜中性白血球
體液性免疫：
輔助T細胞
細胞性免疫：
輔助T細胞
增殖
向B細胞淋巴球
發出指示
B淋巴球製造抗體
附著於抗原，
破壞或中和抗原
的毒性
輔助T細胞會
指示胞毒T細胞
處理被抗原侵入的細胞，
抗原被處理完
由抑制T細胞抑
制各項免疫機能，
結束此流程
B細胞淋巴球
包毒T細胞
抗體
抑制T細胞

狀況一：免疫系統下降：容易得到各種類型的感染性疾病。例如：感冒、病毒性肝炎。

狀況二：單一免疫系統功能太強：容易得到各種過敏症。例如：呼吸系統過敏、氣喘、皮膚過敏、異位性皮膚炎、蕁麻疹等。

狀況三：免疫系統過度活躍，引發自體免疫疾病：常見的疾病有紅斑性狼瘡、類風濕性關節炎、乾燥症、甲狀腺相關疾病等。很遺憾的是，偏偏女性是高危險群，一旦罹患這類疾病，大多數無法完全治癒，只能及早發現、積極控制、定期追蹤。

自體免疫疾病對寶寶的重大影響

如果在備孕前，就知道自己有自體免疫疾病，就可以「對症下藥」，針對個別狀況進行懷孕、或人工生殖療程。

但是有些免疫系統的失調，並不會有明顯外在症狀，甚至許多女性，在懷孕之前，都不知道自己有免疫方面的疾病。

若自體免疫疾病發生在不孕症的準媽媽身上，就像是身體在打一場強烈的內戰！

因免疫系統問題，易形成血栓、堵塞胎盤血管，造成無法供給養分給胚胎或胎兒，或在胚胎著床懷孕後，母體本身發現胚胎為外來物，容易被免疫系統當成外來入侵者，進而發動攻擊、清除消滅它。過度的免疫反應造成胎盤發炎，產生抗體排斥胚胎，因而導致流產。

許多免疫性流產的機轉都是因自體抗體造成血栓，因胚胎著床初期所長出的新生血管相當細小，只要有些許的血栓，就容易阻斷給胚胎的養分供應。其中最常見、最惡名昭彰的就是抗磷脂症候群 (antiphospholipid syndrome)，佔習慣性流產 5 ～ 15%。

而免疫抗體的形成，可能來自於免疫系統的紊亂，也可能與年齡、生活壓力、不正常作息、環境污染、骨盆腔發炎、子宮內膜異位症，甚至遺傳因素相關。

而免疫抗體的種類繁多，例如抗甲狀腺球蛋白抗體、抗磷脂抗體、狼瘡性抗凝血抗體、以及會破壞精子活力的抗精蟲抗體，都可能會造成不孕。

我是「免疫媽媽」怎麼辦？

最常聽到長輩說，懷孕三個月內不要聲張，是因爲這時候寶寶狀況不穩定因素最高。臨床上，有 80% 的流產是發生在懷孕的前 12 週內，懷孕週數越早、流產越容易發生，就是常聽到的「早發性流產」。

另外，習慣性流產的原因，以西醫而言，包含免疫（免疫不孕、免疫性流產）、子宮、內分泌、微生物、胚胎基因問題，甚至不明原因。

就早期流產來說，最常見的原因是胚胎染色體異常、其次是免疫因素而造成的免疫性流產，這就是免疫不孕問題。染色體異常是無法治療的，只能靠篩檢排除，而免疫流產問題，則可藉由預先處理來減少免疫性流產的發生。

如果準媽媽經歷長期不孕、重複性流產、或已經歷三次試管療程，且精子、卵子、到胚胎經檢測都正常，但卻植入後仍失敗者，就可能需檢測是否為「免疫不孕症」。

有以上這樣經歷的準媽媽，千萬不要氣餒！妳有可能是「免疫媽媽」！以現在醫學技術，可能會有解！

免疫媽媽需要透過一系列的檢測，了解自身免疫系統的狀況。根據國外研究指出，有高達 40% 不明原因的長期不孕、或重複性流產之案例，有高比例可能是是由免疫因素所造成，就是所謂的免疫不孕症。

「自體免疫疾病」所導致的不孕症，可經由抽血檢查出來，檢驗項目需由醫師親自問診，了解免疫不孕患者實際狀況後再行做評估，儘早篩檢出免疫疾病，才可儘快進行預防性治療。

免疫性流產是怎麼發生的？

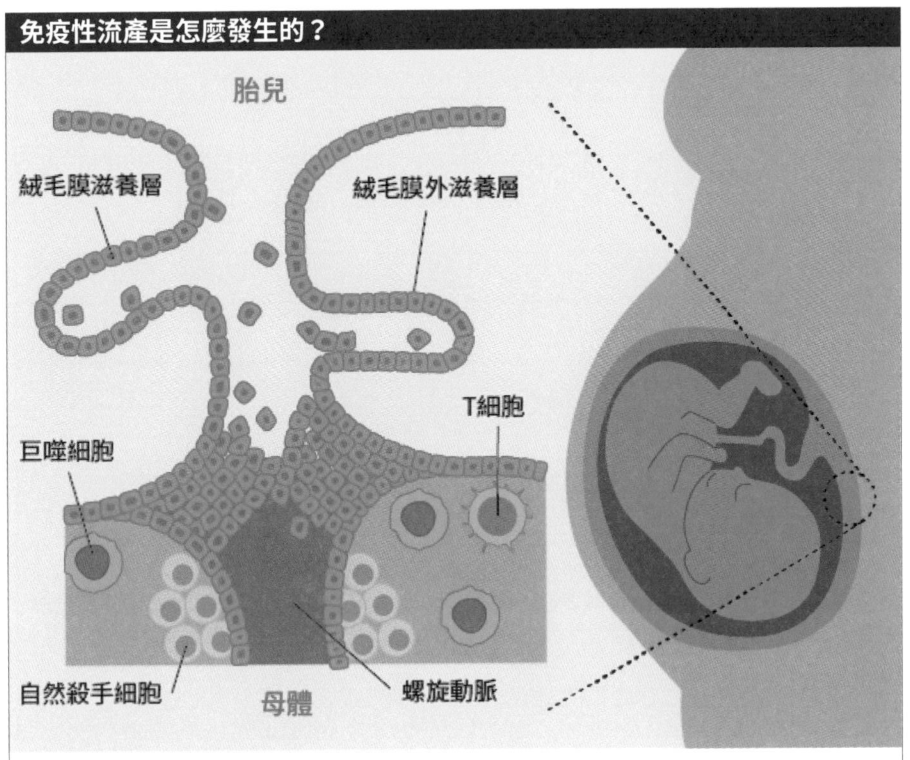

母體子宮內自體免疫抗體

發現胚胎▶產生抗體排斥胚胎▶攻擊胚胎▶胎盤發炎▶產生血栓▶阻斷給胚胎的養分供應▶流產

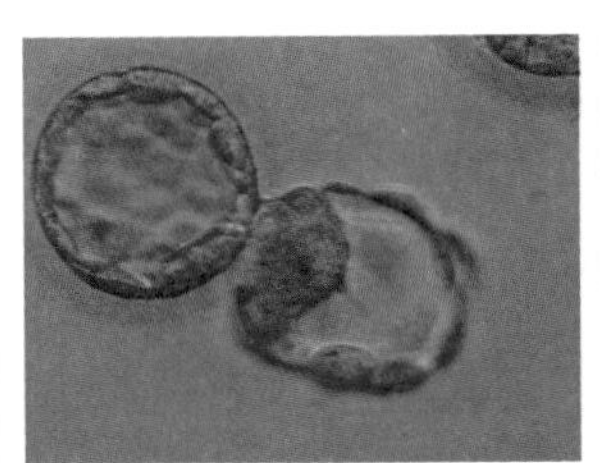

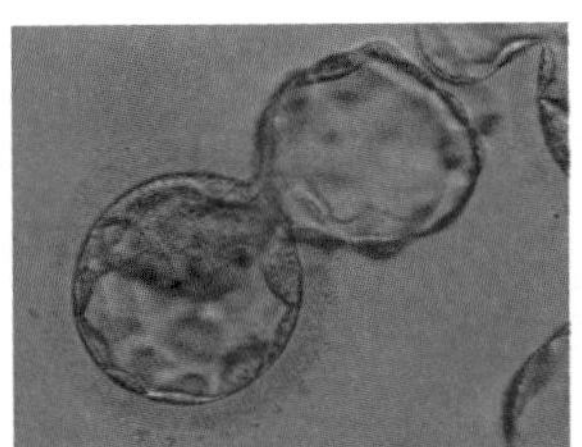

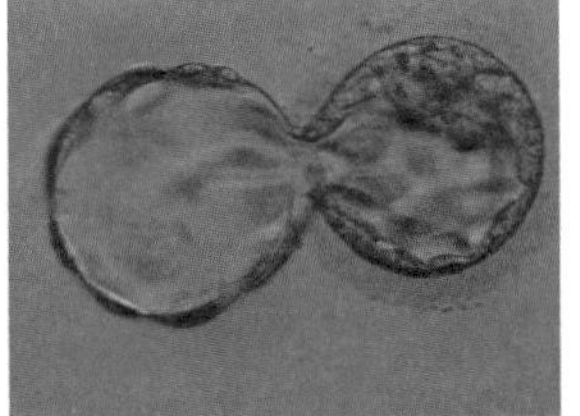

note

自體免疫疾病如何影響不孕？

Fifi 曾經是橋本氏甲狀腺炎（Hashimoto's thyroiditis）患者，之前在試管療程時，發現自體抗體指數又再次上升，最後胚胎品質不良，還是著床失敗。

為了求子，Fifi 不斷努力，這次在風濕免疫科的治療，卻沒辦法把甲狀腺免疫亢進的問題穩定，她害怕又像上次一樣失敗了！

我建議她：「這次，我們中西醫一起試試看！」

於是，透過中醫和針灸調理，Fifi 自體抗體 (anti-TPO) 從降到正常值，小於 5.61 IU/mL，取卵的品質還不錯！

Fifi 說，除了自體免疫甲狀腺亢進的狀況緩解，連經前頭痛、燥熱感的狀況，也都明顯改善。這次的胚胎品質良好，所以，植入後的狀況也穩定。

中西醫整合治療，真的讓免疫不孕的 Fifi 終於「好孕到」！

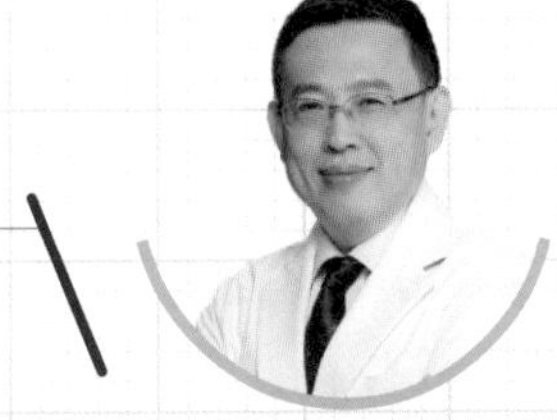

翁紹評醫師

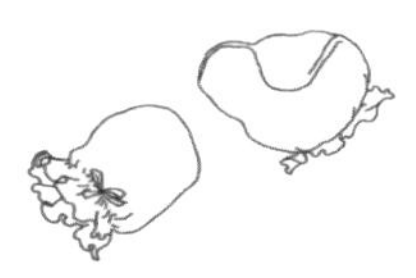

「為什麼我會一而再、再而三的流產，怎麼都無法順利懷孕呢？」

「重複性流產，不孕，經過了檢查才發現，原來是體內的免疫系統出了問題，怎麼會這樣？」

我一直以來都這樣認為：孕媽媽的惡夢，都是不明原因的流產！懷孕生子，從來都不是一件「簡單」的事！

免疫不孕可以懷孕生子嗎？

常常有病患問我：「有自體免疫疾病，是不是一輩子都不能懷孕生子？」

我認為，只要做好「孕前評估」和「控制好病情」，懷孕生子並不是問題。

懷孕前，我建議要做好下面三點的評估：

一、目前身體狀況是否適合懷孕？

懷孕前，首先，需控制好病情。將免疫指數降低到正常值，才能有好的卵子、好的胚胎，以及適合胚胎著床的子宮環境。若是病情控制不好，可能會不易著床、流產、早產、或死胎，對孕婦和胎兒都有嚴重的風險。所以，懷孕前，必須由醫師評估目前的狀況是否適合懷孕。

二、藥物是否影響胎兒？

準備懷孕前，要先評估目前服用的藥物，會不會對胎兒有影響。

三、媽媽的抗體會不會影響胚胎發育？

孕前就需檢驗自體免疫抗體指數，密切觀察指數變化，評估是否會影響胚胎的正常發展。

所以，我常說，免疫不孕病人「計劃性懷孕」很重要！

自體免疫有哪些問題？

國外研究指出，有高達 40% 不明原因的長期不孕、或重複性流產的病患，大多會是由免疫因素所造成，就是「免疫不孕症」。 我們長期追蹤觀察發現，不明原因不孕症的病患，在血液測試中約 60% 血清中有「自體免疫抗體」。

「自體免疫」疾病，顧名思義是自己的免疫系統在正常時，應該對自身的組織抗原產生相容，不會產生抗體。正常的人只對外界的異物入侵產生抗體，以消滅這個外來入侵者，因而能保護自體。

但有自體免疫疾病者，會因免疫系統紊亂，本身免疫系統的抗體從原本抵抗外敵演變成攻擊自身的細胞組織與器官，最明顯就是身體出現發炎反應，例如：紅腫、發炎、疼痛、腫脹等。這個自體抗體就是發生「自體免疫」疾病的元兇！例如：會破壞生殖系統、精子活力、或攻擊胚胎等正常功能，進而導致不孕症。

自體免疫疾病一般常見的有：

紅斑性狼瘡

類風溼性關節炎

乾燥症

抗磷脂質症候群

甲狀腺疾病

血管炎

無臨床症狀的自體免疫疾病：

重複性流產

無法受孕

因自體免疫系統發生錯亂，產生「自己人打自己人」的狀況，到底是什麼原因，造成自體免疫細胞的「敵我不分」？

可能是年齡、可能是環境、也可能是基因遺傳、甚至飲食也會影響，但目前醫學技術卻還沒辦法查清楚確切的原因。

但肯定的是，自體免疫對懷孕生子所產生的問題，很容易在自身形成血栓、堵塞胎盤的血管，因而無法供給胚胎養分，造成胚胎萎縮。或是造成胎盤本身發炎，產生抗體而排斥胚胎，造成流產或是早產。

如果出現重複性流產、或無法順利受孕的狀況，有可能是免疫系統出了問題，某些抗體過高，導致身體將胚胎當作「外來物」來處理，因此，一直沒辦法順利懷孕。

免疫不孕，抽血檢驗就可得知

在不孕門診，我常跟病人說：如果一～二年都不孕，或者重複性

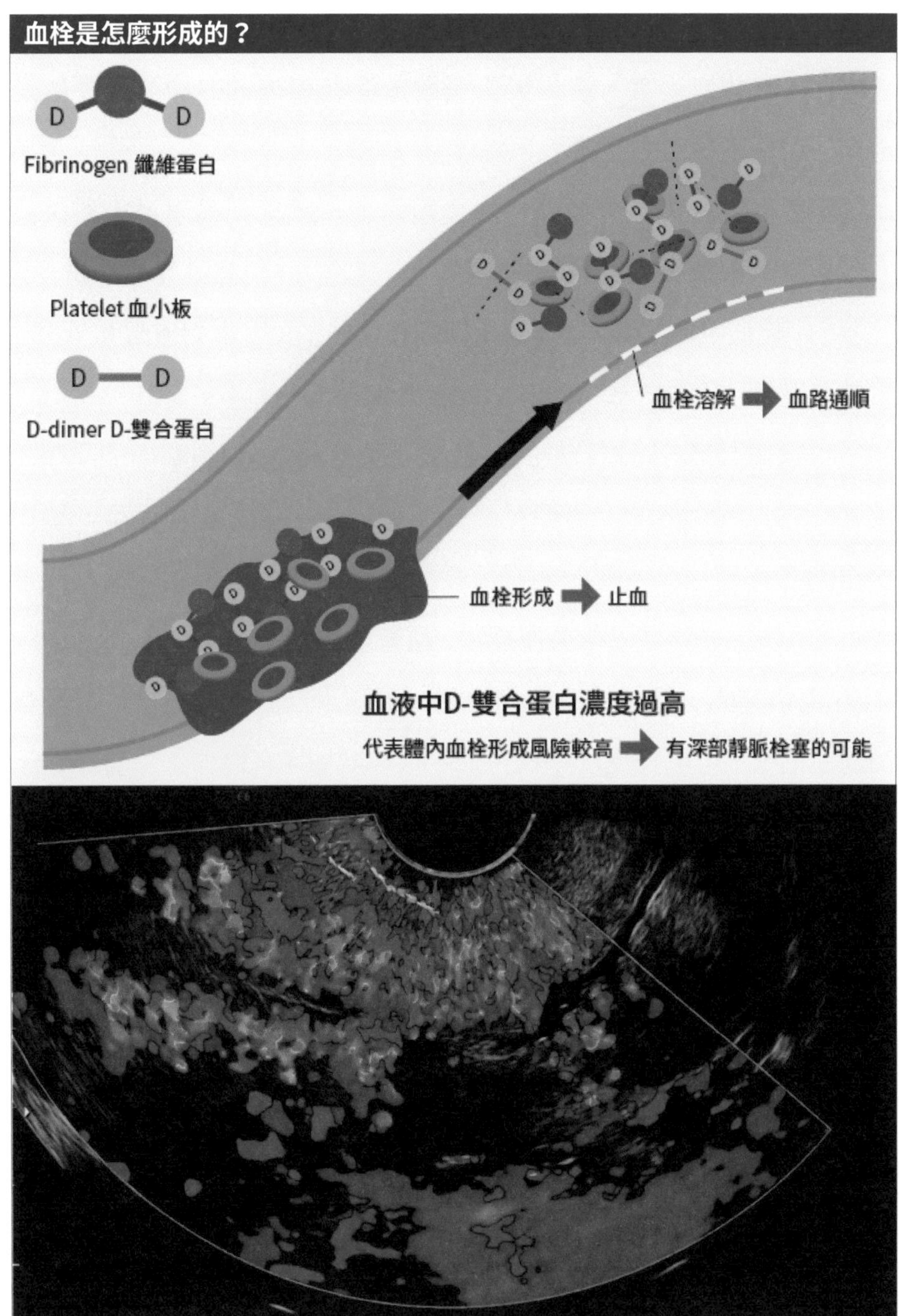
血栓是怎麼形成的？
D
D
Fibrinogen 纖維蛋白
Platelet 血小板
D
D
D-dimer D-雙合蛋白
血栓溶解
血路通順
血栓形成
止血
血液中D-雙合蛋白濃度過高
代表體內血栓形成風險較高
有深部靜脈栓塞的可能

流產，或已經歷二～三次試管療程，且胚胎經過染色體套數檢查（PGT-A/PGS）正常，植入後仍失敗，就必須先抽血檢驗，評估是否有「免疫不孕」的問題。

透過抽血篩檢後，若免疫相關指數過高，建議到風濕免疫科做進一步檢查，了解是否影響懷孕。基本上，我認爲，自體免疫疾病是「可控制」的疾病，但從備孕、懷孕初期到後期，都必需密切追蹤和治療。尤其是在備孕的準媽媽，可以大幅提升懷孕率。

一旦檢查出體內自體免疫的抗體濃度過高，我建議在準備懷孕前，就必須先以藥物治療，等待免疫狀況穩定後，才能順利懷孕。藥物治療的部份，包括：阿斯匹靈、類固醇、免疫抑制劑、肝素、或者注射免疫球蛋白、淋巴球免疫療法、還有也可透過「高壓氧」來治療。

在備孕期間，積極接受藥物治療，可減少自體抗體產生，可配合高壓氧治療，可調控免疫系統至最適懷孕狀態，有助卵子品質提升，增加胚胎著床成功率。

「自體免疫疾病」所導致的不孕症，讓許多備孕的女性都無明顯不舒服症狀，只是「難以懷孕」，有時候。可經由抽血檢查出來，了解免疫不孕媽媽的實際狀況後，醫師才能再做評估，儘早篩檢出免疫疾病，儘快接受治療，以抑制自體抗體產生，才能確保卵子品質，進行預防性治療。

血栓如何導致不孕？

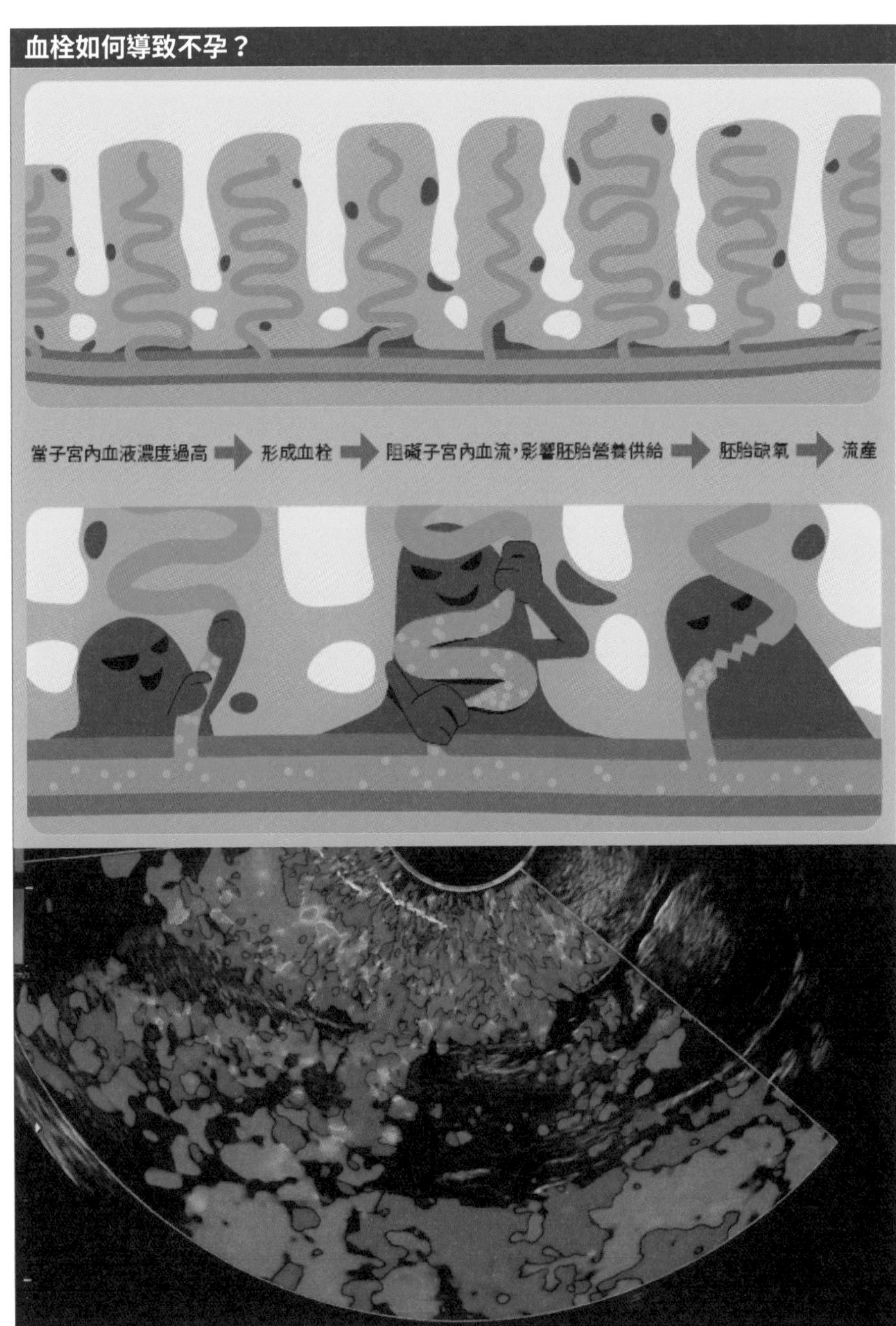

什麼是「高壓氧治療」？

「高壓氧治療」是將病人置於高壓艙內，艙內加壓、並維持在適當氣壓下，以提高血中含氧濃度，改善組織缺氧的情況。經由提高造血器官環境的含氧量，而誘導 Treg 細胞生成，或促進功能。將過度活化的 T 細胞和 B 細胞功能受到抑制，使免疫功能逐漸趨於平衡，局部及全身組織受損減輕，達到改善不孕的症狀。

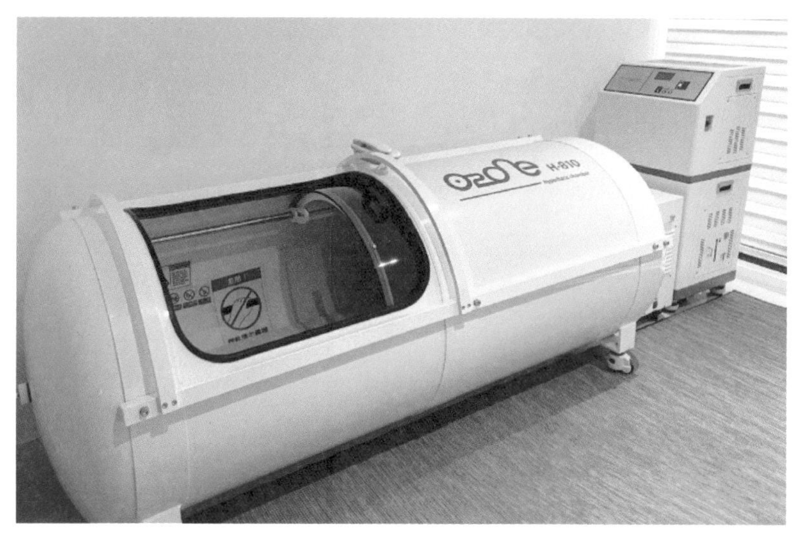

免疫抗體：女性注意！

抗磷脂質抗體／紅斑性狼瘡抗體／甲狀腺抗體如何影響懷孕？

「醫生說，我有免疫的問題，所以，會造成重複性流產。但我明明就是健康寶寶，健康檢查都 all pass，懷孕前什麼症狀也沒有，為什麼我會是『免疫媽媽』？」

除了懷孕前，就有免疫疾病的準媽媽之外，許多經歷多次流產，甚至透過免疫檢測，才知道自己有免疫不孕的問題。因此，很多免疫媽媽都有這樣的疑問：「為什麼是我？」

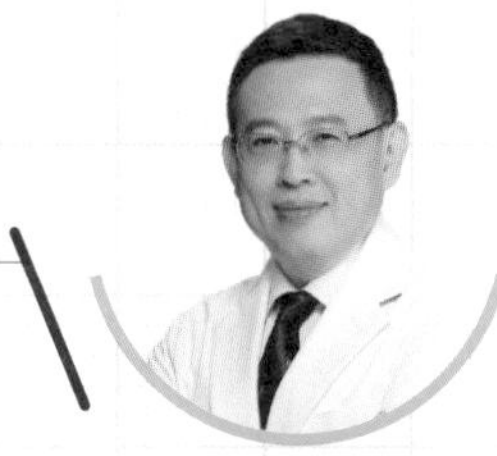

翁紹評醫師

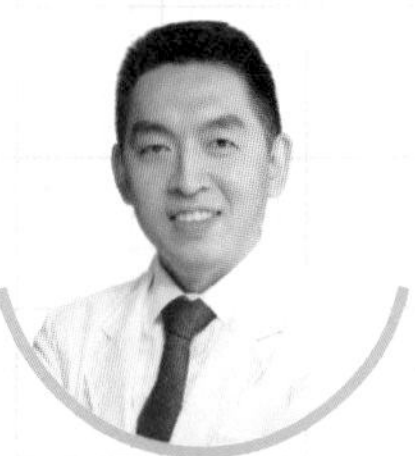

林奇玄醫師

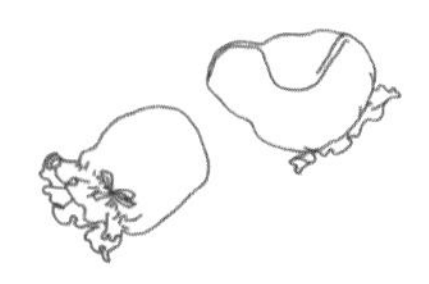

什麼是抗體？抗體是指：血液中的蛋白質變異，產生抗體細胞，有可能是先天性、或是後天因素造成。當異性蛋白質進入體內，血液中的淋巴系統產生蛋白質抗體來對抗外來入侵者，讓外來物質被清除，這也是身體自我防衛的一環。

什麼是免疫抗體？

子宮內有許多小血管，需要孕育胚胎，所以，血液內的蛋白質也會產生抗體。一旦認爲精子、卵子或胚胎是「異性蛋白質」，就會產生攻擊、清除行爲，因而有不易受孕、或胚胎不易著床、甚至發生流產的現象。

而血液中的淋巴抗體，可能會存在於甲狀腺、關節、眼睛、肝、腎之中，當淋巴抗體過於活躍，就會對身體產生某些傷害。因懷孕過程而產生的抗體反應，有全身系統性抗體反應，例如：紅斑性狼瘡。有些是器官性反應，如橋本氏甲狀腺炎。一旦免疫功能失調、或引發免疫疾病，不但會造成反覆性流產，甚至不孕症。

免疫抗體的形成，多數來自於免疫系統的紊亂，其原因可能與年齡、生活壓力、不正常作息、環境污染、骨盆腔發炎、子宮內膜異位症，甚至遺傳因素有關。免疫抗體的種類繁多，例如抗甲狀腺球蛋白抗體、抗磷脂抗體、紅斑性狼瘡抗體、及會破壞精子活動力的抗精蟲抗體。

什麼是「抗磷脂質抗體」？

磷脂質是構成「細胞膜」的主成份，而血液中含有「抗磷脂質抗體」（Anti-phospolipid antibodies, APA) 的存在，主要是因爲白血球不明原因大量製造對抗磷脂質的自體抗體，攻擊自己的磷脂質，這樣會讓身體的器官組織破壞，甚至嚴重影響器官到功能喪失，而發生「抗磷脂質症候群」(APS)。

它會使血液在血管內凝結形成血栓，造成凝血功能異常，可能會發生在身體任何部位的動脈或靜脈內，是屬於全身性自體免疫疾病。臨床發現，比較容易發生在年輕女性，進而影響到反覆性流產。但經過治療，懷孕的成功率可由低於 20% 到可以超過 80%。

「抗磷脂質抗體」陽性的病人較容易產生：

- 全身性血管栓塞，如：靜脈血栓（thrombosis, DVT）、肺栓塞、心肌梗塞
- 血小板減少
- 反覆性且是早發性的流產
- 子癲前症
- 皮膚潰瘍、肢體缺血性壞死
- 紅斑性狼瘡

什麼是「紅斑性狼瘡抗體」？

我常說，紅斑性狼瘡（Systemic Lupus Erythematosus，SLE）會讓年輕女性全身都是病，也是個難纏的疾病！

一旦罹患紅斑性狼瘡的女性病患，常會擔憂：「我眞的可以懷孕嗎？」

正常情況下，人體的免疫系統會對抗外來的細菌、病毒等物質，但若血液中免疫系統中的抗體會出現異常，進而攻擊自己的細胞，使全身任一處都可能出現發炎，且難以根治。

紅斑性狼瘡眞正的致病的原因目前還是不明確，但多數臨床認爲，這是個綜合基因、環境、與荷爾蒙變化所造成。

紅斑狼瘡的症狀就像「千面女郎」一般，每個人症狀都不太相同。有些人可能一發病，便侵犯重要的器官，如中樞神經、腎臟、心臟等，也有人終其一生只有輕微的關節發炎的症狀。

但它卻也是一種慢性、自體免疫性疾病，常引起各種皮膚病病變、身體的器官因爲免疫系統的失調，而造成慢性發炎。以全身性紅斑狼瘡在台灣最常見，又最常侵犯生育年齡的女性。而大約有一半左右罹患紅斑性狼瘡的女性，血液帶有「抗磷脂質抗體」，造成血栓和凝血問題，容易干擾胎盤功能，進而導致流產。

因此，懷孕的病患，會因爲紅斑性狼瘡侵犯腎臟而有蛋白尿，容易併發子癇前症。若侵犯全身的血管，造成血管炎，會使胎盤血流不足，易導致早產、胎兒體重不足，甚至胎死腹中。所以，懷孕中的紅斑性狼瘡病患，如果不及早治療，可能會使病情更加惡化，進而影響胎兒。

什麼是「甲狀腺抗體」？

在臨床上，我常發現不孕症病患，經過抽血檢測，很大部分和內分泌異常有關。其中最常見的，就是「甲狀腺異常」。

甲狀腺功能對女性懷孕有很大的影響！

不論甲狀腺亢進或低下，都會造成「月經異常」或「無排卵」，若甲狀腺抗體異常過高，則會造成胚胎著床不易，或是容易造成早發性流產。

甲狀腺對人體很重要！甲狀腺會製造甲狀腺激素，它是一種含「碘」的蛋白質，這是生命中不可缺少的荷爾蒙激素，它與發育、成長、新陳代謝息息相關。身體內所有器官功能，多多少少都受到甲狀腺分泌的影響。 如果甲狀腺異常，全身新陳代謝就會大亂！

甲狀腺疾病包括：甲狀腺亢進的葛瑞夫茲氏病 (Graves' disease)、甲狀腺低下的橋本氏甲狀腺炎 (Hashimoto’s thyroiditis)。

罹患甲狀腺功能亢進的孕婦，中高度症狀可能引起流產、早產、胎死腹中、貧血、感染、妊娠毒血症、胎盤剝離、以及產後出血。最嚴重則是可能對母體產生充血性心臟衰竭，死亡機率極高。

而甲狀腺功能低下，較易發生排卵異常，不孕的機率較高。另外，甲狀腺功能低下難以察覺，卻容易影響到媽媽及寶寶，所以，已將此項列爲孕期常規檢測。

如果懷孕時甲狀腺功能低下，不但流產機率增加，也會發生妊娠高血壓、胎盤早期剝離、產後出血等併發症。而胎兒先天中樞神經系統異常的比例也會增加。

而臨床上常用來作爲檢查的自體抗體，包含：甲狀腺球蛋白抗體(anti-thyroglobulin antibodies, ATA)、甲狀腺過氧化酶抗體(anti-thyroid peroxidase antibodies, anti-TPOAb)，以及甲促素受器抗體 (anti-TSH receptor antibodies, anti-TSHRAb)。

甲促素受器抗體 anti-TSHRAb 會通過胎盤，造成胎兒的甲狀腺疾病。因此，有甲狀腺病史的病患，在懷孕時，需測量 anti-TSHRAb，評估對新生兒的甲狀腺疾病風險。

因此，懷孕前，若已罹患甲狀腺疾病，就需積極接受治療，並服用甲狀腺藥物，配合生活調適，解除誘發因子，如：過大的生活壓力。需將甲狀腺機能控制在正常範圍之內，懷孕過程中，也要定期追蹤甲狀腺功能，以及甲狀腺抗體的變化。這樣一來，才能順利生產，確保母子平安！

在近二十年，因免疫抗體造成不孕的病例越來越多，風濕免疫科才注意到免疫失調會導致不孕的問題。以往被認爲「不明原因」的流產問題，現在都能在免疫不孕領域找到解決方案，也爲不孕症所苦的夫妻找到一盞明燈！

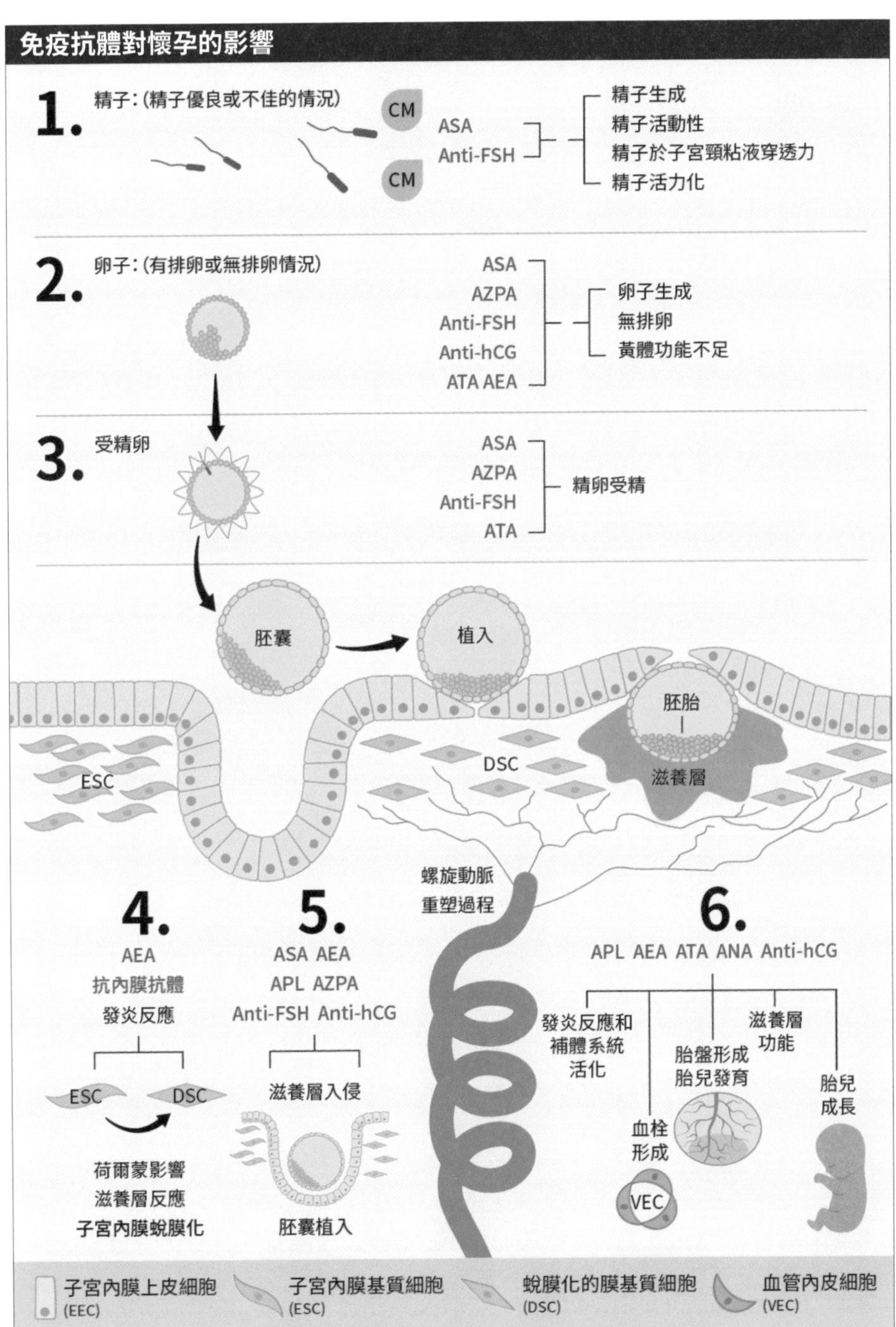
免疫抗體對懷孕的影響
1.
精子：(精子優良或不佳的情況)
CM
CM
ASA
Anti-FSH
精子生成
精子活動性
精子於子宮頸粘液穿透力
精子活力化
2.
卵子：(有排卵或無排卵情況)
ASA
AZPA
Anti-FSH
Anti-hCG
ATA AEA
卵子生成
無排卵
黃體功能不足
3.
受精卵
ASA
AZPA
Anti-FSH
ATA
精卵受精
胚囊
植入
胚胎
ESC
DSC
滋養層
螺旋動脈
重塑過程
4.
AEA
抗內膜抗體
發炎反應
ESC
DSC
荷爾蒙影響
滋養層反應
子宮內膜蛻膜化
5.
ASA AEA
APL AZPA
Anti-FSH Anti-hCG
滋養層入侵
胚囊植入
6.
APL AEA ATA ANA Anti-hCG
發炎反應和
補體系統
活化
滋養層
功能
胎盤形成
胎兒發育
胎兒
成長
血栓
形成
VEC
子宮內膜上皮細胞
(EEC)
子宮內膜基質細胞
(ESC)
蛻膜化的膜基質細胞
(DSC)
血管內皮細胞
(VEC)

一般常見的免疫抗體包含

- 抗磷脂質抗體
- 紅斑性狼瘡抗體
- 甲狀腺抗體
- 抗精蟲抗體

順利生產前因免疫不孕可能出現的「狀況題」

1. 胚胎著床困難、難受孕
2. 淺著床
3. 早期流產：胚胎著床不易，5~6 週早發性流產
4. 免疫異常：8 ～ 14 週早期流產
5. 20-24 週早期早產、死胎 、沒有羊水
6. 30 週早產、死胎
7. 產前免疫問題：水腫、子癲前症、子癲症

免疫抗體：男性注意！

免疫不孕元兇就是「抗精蟲抗體」

案例 1：Ruby 和 Peter 結婚三年，嘗試懷孕兩年都沒成功，透過不孕相關檢查後，發現 Ruby 卵巢卵子存量指標 AMH：2.39，卵子品質和子宮、卵巢、輸卵管結構都無異常，生殖內分泌荷爾蒙、免疫不孕檢測的數值也都正常。經進一步檢查後發現不孕的問題出現在 Peter。他的精液報告診斷為活動力不足 (總活動力 35%，有效活動力 25%)，抗精蟲抗體試驗（MAR Test）25%。在接受人工授精 (IUI) 後，Ruby 終於結束四年求子之路，順利懷孕生子！

案例 2：Simen 曾經有過幾次泌尿道感染及攝護腺炎的病史，一般精液報告診斷皆正常，但結婚五年的他們，太太 Annie 所有不孕檢查也都正常，做過二次的人工授精也都失敗，一直遲遲無法有個寶寶。夫妻一起進行抗精蟲抗體試驗（MAR Test），Simen 數值達 55%。我建議夫妻接受試管療程，最後 Annie 終於順利懷孕生子。

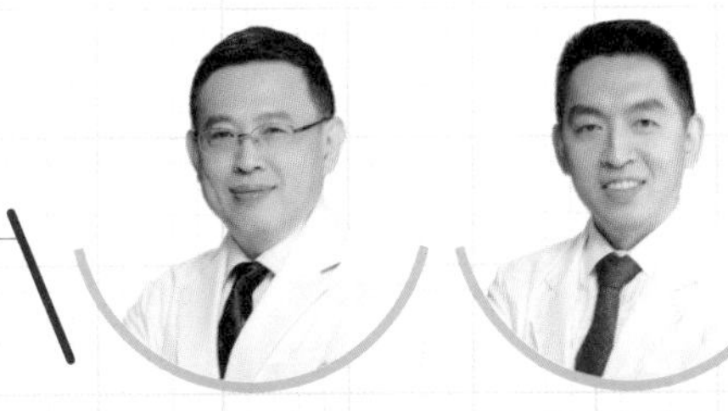

翁紹評醫師　　林奇玄醫師

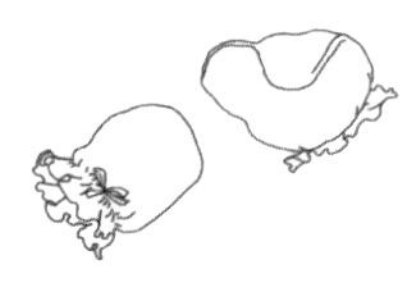

女生所有不孕症、免疫不孕檢查後都正常，但還是不明原因不孕，有可能是另一半有男性免疫不孕的問題！

根據統計所有不孕症的夫妻裡，單獨「男性」問題所造成的比例佔 1/3，單獨「女性」問題所造成的比例佔 1/3，剩下 1/3 則爲男女雙方皆有問題或「不明原因」。

我們談過很多女性免疫不孕的原因，其實夫妻不孕的問題，也有可能發生在男性身上。造成男性不孕症的病因，大多是多重病因，且牽扯到男性生殖解剖結構、生殖內分泌、神經系統、性功能等，造成精子品質，數量，型態，或活動力不佳的情況。

以臨床統計來看，男性十大最常造成不孕症的原因中，第四名當數「免疫不孕」。而男性免疫不孕「唯一」的原因就是「抗精蟲抗體」。

什麼是「抗精蟲抗體」？

抗精蟲抗體 (Anti-sperm antibody) 是指將精蟲視爲「外來物」，引起身體免疫反應，進而產生的抗體。男女雙方都有可能產生抗精蟲抗體，一般男女較不常見，發生率約小於 2%，但在不孕症的夫妻身上發生率可達 5-25%。

發生在男性身上的狀況，是因精蟲在男性青春期才開始被製造出現，因此，免疫系統的紀憶庫裡並沒有精蟲的資料。一般來說，在正常狀況下，男性的睪丸與血液間存有細胞作爲兩者間的分隔，算是「井水不犯河水」的狀態。

但是，當男性生殖系統曾發生過感染 (如：披衣菌)、或接受過睪丸手術、或損傷，或曾接受過輸精管結紮手術等，導致彼此的分隔細胞受到損傷，讓免疫細胞碰到精子時，因爲不認識自家精子，便誤認其爲外來物而產生抗體並加以攻擊。

當這些抗精蟲抗體附著於精蟲上時，精蟲容易凝結而活動力下降，跑不動，阻礙精子前進的動力，進而導致不孕。

少數男性本身抗精子抗體會刺激「嗜中性白血球」及「巨噬細胞」引發免疫反應來破壞精子生成，導致「精子稀少症」(oligozoospermia) 或「無精症」(azoospermia)。

而女性的抗精蟲抗體不僅存在血液中，亦會出現於女性子宮頸粘液、子宮腔內、輸卵管內、甚至於卵泡液內，也會阻礙精子的活動力，讓精子無法到達輸卵管與卵子結合。不過，大部分正常女性不會對另一半的精子產生抗精子抗體，女性會產生抗精蟲抗體的原因目前仍然「不明」。

檢測精蟲抗體的方式

目前臨床使用簡單且準確度高，並被世界衛生組織 (WHO) 採納的檢測方法有兩種，分別是混合抗球蛋白反應試驗 (MAR Test) 和免疫串珠試驗 (Immunobead Test)。

1. 混合抗球蛋白反應試驗（MAR Test）：

最常使用於精液分析時合併的檢查。將取出液化精液 10 微毫升，與 10 微毫升免疫球蛋白的乳膠粒混合 (latex)，再與 10 微毫升抗免疫球蛋白血清 (anti-serum IgG) 混合成抗原抗體結合物。計數 100 隻游動的精蟲黏有乳膠粒的比例。

若是游動精蟲中精子與免疫乳膠顆粒凝聚成一團的比率超過 10%，就判定是陽性反應。若精蟲黏有乳膠粒的比例 > 40% 表示爲明顯陽性反應，表示抗精子抗體的存在是引起不孕的原因。

2. 免疫串珠試驗 (Immunobead Test)：

如果混合抗球蛋白反應試驗 (MAR Test) 檢測結果爲陽性，可以進一步做「免疫串珠試驗」作更精確的檢查。這項檢驗可以找出抗精蟲抗體可能對抗並存在精蟲頭部、頸部或尾部，判斷對受精率的影響。

此試驗也需抽取太太周邊血液約 10 C.C.，經離心後吸取血清部分，再以太太血清與已知不具有抗體的精蟲混合，若產生凝集反應， 則表示太太是具有抗精蟲抗體，會影響精子在生殖道內的活動力。

有抗精蟲抗體如何成功受孕？

在治療及改善方面，一旦精液報告出現抗精蟲抗體檢查 (MAR Test) 陽性，如果是男性泌尿道感染發炎，或是睪丸發炎，生殖系統正在感染中，因而產生抗精蟲抗體，我會建議先從泌尿科進行治療，一旦康復，自然受孕機率就會高。

一般男性免疫不孕是以「類固醇治療」爲主，壓抑自體免疫反應以減少抗精蟲抗體。但類固醇治療耗時長，副作用多，成效並不顯著。

當抗精蟲抗體 > 20% 以上，目前最常見的療法就是透過「人工授精」(IUI)，將男性的精子「洗淨」處理，抗敏治療，可洗去附著在精子上的抗精蟲抗體，也可避開子宮頸黏液，讓卵子順利受精。如果人工授精依舊不成功，則要改以試管嬰兒 (IVF) 方式。

若抗精蟲抗體 > 50% 以上，則直接建議夫妻接受試管嬰兒療程，如果抗精蟲抗體 > 80% 以上，則需要採用單一精子卵質內顯微注射 (ICSI) 來達到受精的目的。

一般男性精液檢查可以在泌尿科、或婦產科進行檢查。若精液報告異常、或抗精蟲抗體檢查 (MAR Test) 陽性，可依報告嚴重程度尋求泌尿科、或不孕症專科醫師協助，除了西醫之外，也可以藉由中醫免疫調養來改善男性自體免疫的體質，才能有機會抱得寶寶歸！

各位不孕症夫妻，如果雙方分別做檢查，卻找不出特定不孕的原因，這時就必須考慮夫妻雙方是否有可能存在抗精蟲抗體。

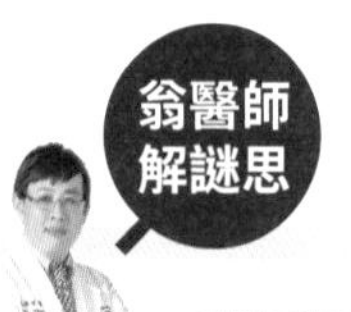

卵子不會把精子「殺死」！精卵不會有排斥現象！

常聽到「精卵相斥」，指的是精卵「無法受精」，並不是真的「排斥」！

一般會把精卵接合過程的「排斥」、「無法受精」的狀況，和「精蟲抗體」混為一談。

簡單來說，「精卵相斥」或「精卵無法受精」是指精子在子宮前進過程中，因 PH 值不達標、或子宮環境排斥、或精卵無法結合，並非「免疫不孕」的排斥狀況。

臨床上約 200 例會有一例這樣的情況，且目前人工生殖療程都能獲得解決。

精卵結合過程中，會產生「無法受精」狀況有三種：

1. 精子進入陰道，在子宮頸階段，精子受到酸性環境影響，存活率降低。這是子宮頸環境因素影響，可透過人工生殖解決。

2. 精子進入子宮內，被白血球認為是「外來者」，進而被清除、被吞噬，或可視為廣義的排斥情況。可經由免疫治療，或是人工授精來解決。

3. 精卵無法結合受精，問題可發生在卵透明帶基因 (zp1~3) 突變，造成卵殼 (透明帶) 太硬，或是精子頭部的頂體結構異常，造成無法完成受精過程，此可透過單一精蟲注射 (ICSI) 來解決。

血栓指數D-dimer：

凝血異常？高血栓會影響懷孕！

「懷孕後，血栓指數一直升高怎麼辦？」

「為什麼明明有驗到懷孕，怎麼還沒驗到寶寶心跳，寶寶又流掉了？」

「為什麼總是不明原因流產？難道又是胚胎發育不全嗎？」

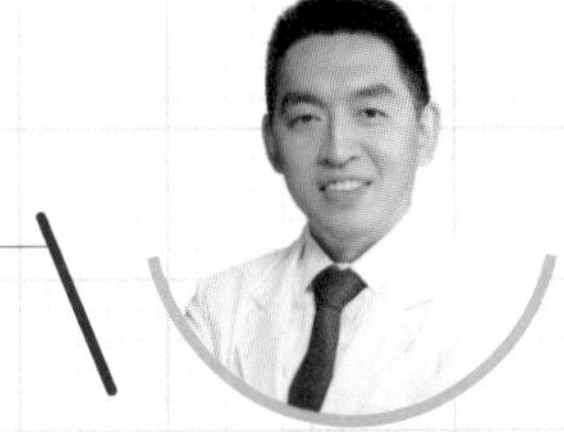

林奇玄醫師

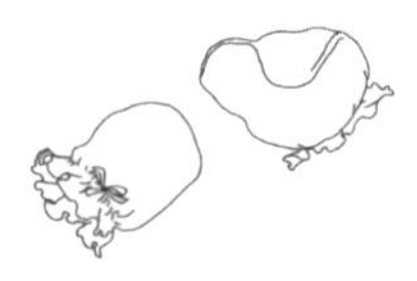

這是許多試管療程失敗、或試管嬰兒成功受孕後的免疫媽媽們最常遇到的問題。

因重複性流產、結婚多年一直未能順利未懷孕、甚至不明原因的不孕症、或是懷孕前檢測一切正常，懷孕後血栓指數忽然飆升，因而導致流產的這類型免疫媽媽，往往會有孕期血栓值升高的問題。

許多女性在檢查後，才發現自己原來有免疫不孕的問題，並進行試管嬰兒，找到問題癥結點才能成功的擁有一個寶寶！

孕媽媽凝血系統會產生變化！

準媽媽都常聽過：血栓指數 D-dimer，這其實是一種纖維蛋白瓦解後的產物。

人體遇到受傷時，身體會自動啓動「凝血」功能，來避免出血過多，以及保護身體組織。之後身體會有一個像「清道夫」的機制，去剷除這些凝血栓子，就會有「纖維蛋白」溶解後的產物。這個產物，就是「纖維蛋白瓦解後的產物」。

D-dimer的濃度可藉由抽血檢測，主要用來判定是否成爲「高血栓」的風險。

但就像是我常和媽媽們說的：「懷孕時身體本來就會和還沒懷孕的狀態不一樣！」

有些孕媽咪們會有孕吐、口味改變、易脹氣、或便秘等情形，這些症狀都是大家常見、耳熟能詳，大多是懷孕荷爾蒙的作用產生，也會因人而異、或多或少、或輕或嚴重。

在凝血部分，懷孕期也和一般時期不太一樣。懷孕後，母體會自行啓動保護機制，讓媽媽在生產時不至於大量出血，也可避免在懷孕過程中，母體受到傷害。凝血系統在懷孕期產生變化，也會導致 D-dimer 指數升高，而不同懷孕時期，可接受的範圍值也不同。

當血液濃度呈高凝狀態時，便容易形成血栓，懷孕時也會偏向「易凝血 = 好發血栓」的體質，也是容易產生「靜脈血栓」的危險狀況。另外，如果本身比較肥胖，之前曾發生過靜脈血栓，或是懷孕中發生子癲前症，都是血栓的高危險群。

但若發生異常的高凝血狀態，血栓形成會阻礙子宮內膜的血液循環，容易導致胎盤血液供給出現問題，造成胚胎缺氧，可能會危害胚胎，導致胎盤早期剝離、死胎、流產、胎兒生長異常等症狀。

所以，不論是否為免疫媽媽，一般孕婦在懷孕時，身體就比較容易產生血栓的傾向，而且在不同懷孕週數的孕期，血栓植參考標準也都不同，都必須審愼待之。

因遺傳基因產生的高血栓問題

凝血問題中的高血栓，定義為易產生栓塞的體質。

一般分為先天因素和後天造成兩大類。先天因素在台灣常見為 S 蛋白低下（protein S 簡稱：PS），和 C 蛋白低下（protein C 簡稱：PC）和抗凝血因子缺乏症（ Antithrombin III (ATIII) deficiency），都是自體「顯性」基因的遺傳。

先天遺傳因素的高血栓問題可分爲懷孕前尙未發病，以及懷孕前已經有高血栓病例。一般來說，這些大多有血管相關疾病的家族病史。

所以，如果家族中，如雙方父母、祖父母，有遺傳性的高血壓、心臟病、心血管疾病，在懷孕之前，就要注意是否會有遺傳性的高血栓問題。

因 S 蛋白低下、C 蛋白低下、或 AT III 蛋白缺乏，而產生血管栓塞因而流產的病例，在臨床統計上，歐美國家約佔 10% 左右，但在台灣及香港則佔 50%，比例相當高。且據台灣大學醫學院，同時也是台灣血友病之父沈銘鏡教授研究，其中又以 S 蛋白低下（PS deficiency）佔絕大多數。

至於歐美人士最多的 Factor V Leiden （第五凝血因子基因發生萊頓變異），也是造成血栓塞風險最高的突變，是指 Factor V（第五凝血因子基因）突變導致對活化的 C 蛋白作用產生抗性。而最近臨床研究發現，易栓塞突變（Prothrombin 20210A），也已經被証實華人極少此項突變基因。

（眞的是幸好啊！）

因免疫產生的高血栓問題

血栓對寶寶會造成危害！明明看起來狀況還不錯的寶寶，怎麼一夕之間就危險、甚至流產了？！

「懷孕」才出現的高血栓，這是母體因「自體免疫疾病」而產生

注意懷孕各期 D-dimer 血栓指數

D-dimer 指數：升高代表身體有正進行中的凝血反應，濃度過高 = 促凝血反應過度旺盛 = 容易形成血栓。

懷孕的狀態會導致 D-dimer 升高，不同妊娠期可接受的範圍值也不同。

	非妊娠情況下	懷孕第一妊娠期 (妊娠 14 週以前)	懷孕第二妊娠期 (14 週 ~28 週)	懷孕第三妊娠期 (28 週以後直至生產)
Units	Nonpregnant adult	First trimester	Second trimester	Third trimester
mg/L or μg/mL	<0.5	0.05 -0.95	0.32 -1.29	0.13 - 1.7
μg/L or ng/mL	< 500	50 -950	320 - 1290	130 - 1700
nmol/L	<2.7	0.3 -5.2	1.8 -7.1	0.7 -9.3

抗磷脂質抗體相關的流產機轉

A . 與抗 β2- 糖蛋白 1 抗體相關的機轉，有下列幾種：

1. 胎盤血栓
2. 急性發炎
3. 抑制合胞體滋養層細胞分化
4. 引發蛻膜 (著床中的子宮內膜) 細胞發炎
5. 補體活化

B. 其他機轉：肧胎和胎盤凋亡

的凝血問題！

在臨床上，因免疫而產生凝血、血栓問題，造成胚胎早期剝離的流產，大概佔了 20~30%，大致上有以下兩種原因。

1. 狼瘡性抗凝血因子 (lupus anticoagulant，LAC)：

這類孕媽媽造成流產主要在於「血栓」的形成。

狼瘡性抗凝血因子會作用於血管壁，抑制前列腺素 E2（prostacyclin E2，簡稱 PGE2 ）的形成，會增加血管收縮，血管內血小板凝聚，形成血栓，終致胚胎蛻膜或胎盤功能喪失，進而引發流產。

2. 抗磷脂質抗體（Anti-phospolipid antibodies, APA)：

抗磷脂症候群 (Antiphospholipid syndrome,APS) 是在所有免疫疾病中與懷孕最相關的免疫問題之一。

抗磷脂質抗體會和內膜細胞、滋養層細胞或胎盤上 β2- 糖蛋白 -1 結合，進而使「補體系統」活化，誘發一系列凝血反應和胎盤受損。

造成胚胎得不到充足的養分、氧氣而死亡或發育遲緩。此外，抗磷脂質抗體會提升內膜細胞黏附分子 (adhesion molecules) 表現，利於白血球黏附，刺激促發炎因子 (pro-inflammatory cytokines) 分泌。

抗磷脂症候群除了會有動靜脈血栓，還包括網狀青斑、血小板低下、 腎病症候群等，在孕媽媽身上，還會有如反覆流產、胎盤血流不足、子癲前症等，對寶寶和媽媽影響都非常巨大。

血栓如何形成？

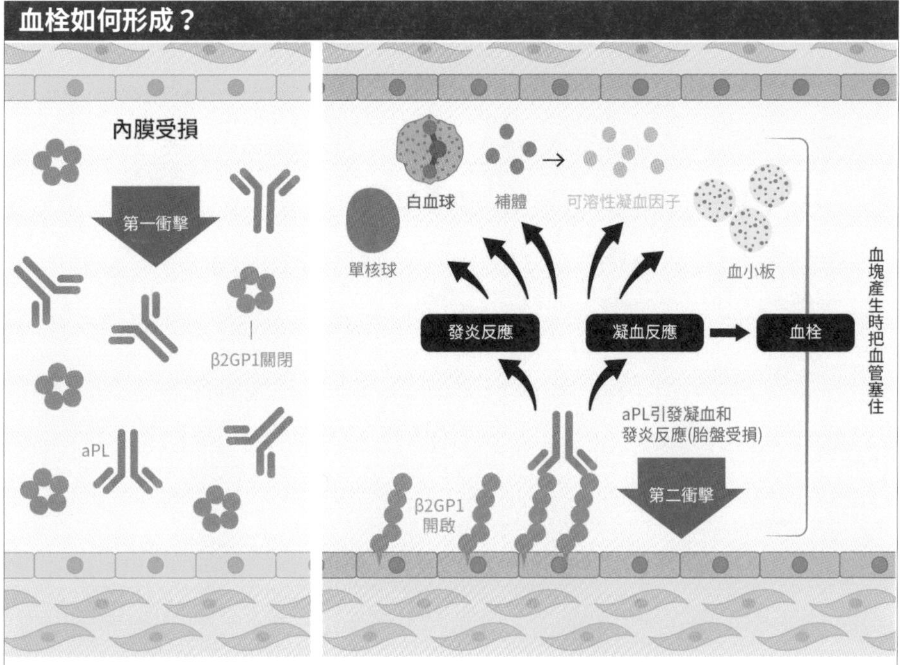

說明：

子宮內的血管都很細小，因此，胎盤植入時的血管也很細小。

當子宮內膜的血管壁受損時，血管內的血小板就會出動。血小板及纖維蛋白會組成血塊來止血，太多的血塊湧出，在血管內就會變成血栓。

血栓形成會導致血流受阻，甚至血管堵塞，容易造成胚胎無法順利攝取養份，因而萎縮、死亡。

從過往病史，揪出免疫不孕的血栓問題！

在懷孕過程中，很多孕媽媽不一定會有不舒服的症狀，所以，才會出現剛歡慶終於懷孕之際，卻發生早發性流產，失去寶寶的情況。一而再、再而三地發生，眞的成爲很多媽媽最大的痛！

過高的血栓反應，會引起子宮內血流不足，進而發生流產。臨床上，約有七成無法解釋的流產個案，過去都以「機率問題」來解釋，但大多有免疫不孕的「凝血異常」、「高血栓」的問題。

所以，我們更要去仔細評估每位準媽媽的全身整體情況，從過去病史是否有重複性流產問題、免疫性流產問題，例如：流產或早產次數、流產的週數、前胎子宮內發育遲滯、子癲前症、動靜脈栓塞病史、自體免疫種類等問題。以及臨床症狀，例如：是否有高血壓、羊水過少、蛋白尿、胎兒過輕、子宮血流或臍帶血流阻力過大等問題，才能決定最適當治療的方式和藥物劑量。

習慣性流產的免疫隱藏大魔王：黃體素異常？

Sandra 說：「為什麼我才三十出頭，全身健康檢查一切都正常，怎麼就懷不上孩子？」

Mandy 問：「我已經自然流產超過五次了，為什麼每次都在三個月之前，寶寶就不保了呢？為何我總是拿不到媽媽手冊啊！」

Emma 哀嘆：「為什麼我的試管療程，精子、卵子、胚胎檢查都一切正常，為何總是在植入的時候卡關？為何我都無法植入成功！」

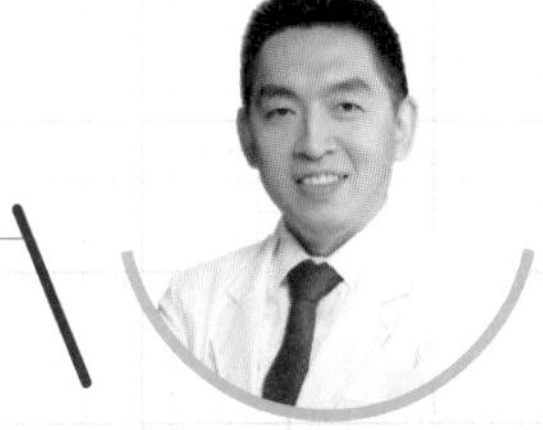

林奇玄醫師

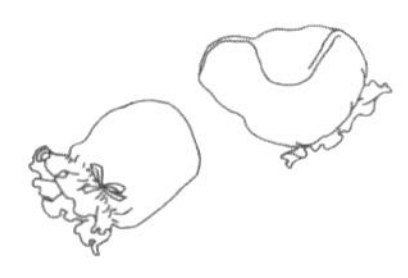

在門診看到許多孕媽媽，一而再地被習慣性流產所擊敗！

習慣性流產和免疫問題之間到底有什麼關聯？

又有哪些原因造成習慣性流產呢？

母體自體免疫疾病造成的習慣性流產

習慣性流產免疫因素除了上一章所說的「高血栓」：狼瘡性抗凝血因子、以及抗磷脂抗體所造成的凝血問題之外，因母親自體免疫疾病所造成的問題還有下列幾項：

A. 在懷孕前就已確診有自體免疫疾病：

例如：紅斑性狼瘡（SLE）、抗磷脂症候群（APS）、甲狀腺自體免疫疾病，或潛在性自體免疫疾病 (subclinical autoimmune disease) 等免疫疾病，這些媽媽們的流產率及胎兒死亡率都會因而增加。

B. 自體免疫抗體嚴重影響胎兒：

自體免疫抗體會經由胎盤到胎兒血液循環中，可能直接破壞胎盤、或對胎兒造成不同程度的破壞，甚至引發流產、胎兒死亡、妊娠毒血症、子宮內生長遲滯及胎兒畸形等問題。

C. 甲狀腺自體免疫疾病：

抗甲狀腺過氧化酶自體抗體（Anti-thyroid peroxidase antibody）和甲狀腺球蛋白抗體（Anti- thyroglobulin antibody）是造成免疫不孕的主要因素，具備一或兩項抗體的患者比正常婦女的流產率高出兩倍。

習慣性流產的隱藏大魔王：黃體素保護機轉未啓動

除了上述的免疫因素之外，習慣性流產和早發性流產另一個隱藏大魔王，就是黃體素功能不佳！

常見這樣悲傷的場景 ...

懷孕第七週，剛經過懷孕初期的興奮歡喜，才 31 歲的 Lisa 某天清晨上廁所的時候，突然發現，怎麼陰道出血了？不是才剛懷孕嗎？讓她超緊張，好怕孩子保不住！

醫生卻告知她，需要吃藥安胎。醫生說：「如果發生早期流產，可能是胚胎發育不完全的問題。」

很可惜，這次 Lisa 又流產了！這已經是第三次流產了！明明可以懷上孩子，每次卻都保不住 ...

無論是自然懷孕、或人工生殖的孕媽媽，如果發生在懷孕十週前的出血，西醫在臨床上，都會先投以「黃體素」，俗稱的「小白丸」治療。有些媽媽很幸運地在補充黃體素之後，保住 baby 了。但也有媽媽就算吃藥安胎、躺平休養，還是大量失血，不幸流產。

什麼是黃體素？

黃體素（progesterone，P4）又稱黃體酮、助孕激素、助孕素、黃體激素，是一種類固醇和性激素，也是體內的主要孕激素，由女性卵巢分泌的荷爾蒙。

它和月經週期、懷孕、胚胎過程習習相關。當月經中期，卵巢排卵後，排出卵子的卵泡會形成「黃體」，由黃體分泌「黃體素」。黃體素在月經後期，會促使子宮黏膜內腺體的生長，讓內膜增厚，並維持一定的厚度，讓胚胎植入作好準備。如果這時候沒有胚胎來著床，黃體就會萎縮，血中黃體素濃度驟降，於是子宮內膜剝落形成月經。

黃體素在懷孕過程的重要角色

如果黃體素持續低迷，若無懷孕，則會出現月經延遲、月經不規則，若有懷孕、精卵受精變成受精卵（胚胎），則會影響胚胎著床。

到底懷孕過程中，「黃體素」扮演著什麼樣重要的角色？

精卵受精後，胚胎著床子宮的過程非常奧妙和複雜。當受精卵從輸卵管往子宮移動，會逐漸發育成「囊胚」。

胚囊要「附著」（著床）到子宮內膜上，就會有「黃體素」主導，進行一連串的作用過程，著床的過程牽涉到胚胎和子宮間複雜的交互作用。

就像是二個陌生男女，要從認識到交往，都必須有一連串的聯繫溝通、彼此釋出善意，才能順利交往。

1. 發育完整的囊胚接觸到子宮腔上皮後，囊胚周圍的子宮內膜基質 (stroma) 開始發生蛻膜化 (decidulation) 的現象。

2. 接著，由黃體素主導，讓「蛻膜化」持續進行，現在生殖醫學認為，蛻膜化階段主要是供應發育中胚胎的營養，以及保護胚胎避免受到母體的免疫反應攻擊，並調節胚胎的「滋養層細胞」入侵「子宮基質」的程度。

3. 宮內膜的蛻膜化過程，從月經黃體期後期開始，子宮內膜經過許多變化，逐漸轉變爲蛻膜。其中，最明顯的就是，屬於顆粒淋巴球的自然殺手細胞 (uterine NK，uNK) 大量湧入，在肧胎著床處，與肧胎入侵的滋養層細胞直接接觸。

4. 肧胎和子宮之間的「橋樑」：「螺旋動脈」又如何形成？

透過細胞動力素、發炎因子和血管生成因子的表現，規範滋養層細胞的活動，並協助建構「螺旋動脈」。

5. 這座大橋「螺旋動脈」建構完成，肧胎著床於子宮內膜，完成著床任務。

黃體素對懷孕的重大影響

因此，可見黃體素在懷孕過程中，會造成以下影響：

- 子宮內膜：主要促進子宮內膜的分泌變化，爲受精卵著床準備。
- 輸卵管：促進輸卵管黏膜內襯之分泌變化。使精卵受精後，受精卵在子宮著床前幾天，會通過輸卵管所需營養有關。
- 乳房：促進乳房小葉與乳房小泡發育。但只有黃體素不會使乳房分泌乳汁，需配合有催乳素才有乳汁。
- 體溫：會造成基礎體溫升高。可因此自我檢測出排卵週期。
- 免疫：在著床與懷孕期間，會造成母體免疫反應下降，也會使子宮頸的保護黏液變薄。
- 血糖：在懷孕期間，胎盤分泌的黃體素會增加母體的血糖，會讓寶寶的營養攝取增加。

黃體素在月經週期中，排卵期前的時期都是「低濃度」，小於 2 ng/ml。在排卵後，黃體素則會增加到大於 5 ng/ml。如果這時候懷孕，在懷孕初期，黃體素的濃度會維持在黃體期濃度。等到由胎盤供應黃體素時，黃體功能被取代，整體的黃體素濃度會增加到 100-200ng/ml。

黃體素異常如何解？

如果懷孕過程中，一旦黃體素保護機轉未啓動，導致黃體素分泌異常會怎麼樣？

受到黃體素影響，如果母體存在異常的自體抗體，例如：抗內膜抗體、抗磷脂抗體等，或活性異常的自然殺手細胞（NK 細胞、uNK 細胞）太過於活躍，則會干擾子宮內膜的「蛻膜化」過程。

胚胎的滋養層細胞「入侵」子宮內膜受限，還會影響「螺旋動脈」結構異常，可能血管太細、太小，如此一來，就會造成胚胎無法接收到所需的養分，造成胚胎萎縮、或流產，甚至懷孕中後期，發生子癲前症，危急媽媽寶寶生命安全。

因此，黃體素分泌不足、或黃體素功能不佳，對懷孕有一定程度的影響。所幸，目前醫療都有辦法可解。

問題 1. 卵巢沒有排卵、或卵子品質不佳、或月經週期不穩定。

解決方式：

內膜黃體化成熟度，在高齡女性、或內膜染色體特殊表現時，可能會改變胚胎可以著床的時間點；嚴重時，即使 PGT-A(PGS) 檢查獲得健康胚胎，也會受到母體因素的影響，導致著床率降低。

所以，為了保有難得的優良胚胎，在植入胚胎前的 1 至 2 個月，會安排用「ERA 檢測」(Endometrium Receptibility Assessment)，預先檢查內膜表現基因，了解個人化的最佳植入時間點。

一旦知道子宮內膜確切著床的「良辰吉時」，就是所謂的「著床窗期」並適時補充黃體素，透過三個月備孕調整體質，讓卵巢功能恢復，卵子品質佳，胚胎可植入順利。

問題 2. 引起懷孕初期的出血：讓胚胎著床失敗或無法著床。

解決方式：

補充黃體素，並檢驗是否為免疫抗體影響。若為免疫影響，則須密切監測免疫相關指數變化。

問題 3. 螺旋動脈發展不足：導致胚胎血流不足、營養不夠，會引起著床失敗、胚胎萎縮、或胚胎生長遲緩、甚至孕媽媽子癲前症、血栓危機。

解決方式：

服用阿斯匹靈、肝素、精氨酸、威而鋼等促使血管擴張。

然而，在生殖醫學界，對於黃體素的使用「仍然存在爭議」。不過，在臨床上可以看到一些早發性流產、或習慣性流產的案例，使用口服或注射黃體素，可用來治療黃體功能不足、甚至避免可預見的流產、或早產的情況。

著床窗期（Window of Implantation,WOI）

又稱為「子宮內膜容受性」，這是指子宮內膜接受胚胎著床的狀態。因為子宮內膜在月經週期中，只有一小段特殊時間能接受胚胎著床。一般女性約在月經週期的第 19 到 21 天，只有當胚胎處於正確的著床窗期，才能有機會懷孕。並非每位女性的著床窗期都是一樣的。

為何懷孕會讓免疫系統大亂？

「手上抱著寶寶，終於體會當媽媽的幸福！這條當媽媽的路，居然走了快 8 年啊！」

W inni 經過多年努力，人工受孕、試管嬰兒都試過超過五次以上，幾乎要放棄的時候，才找上我們，透過抽血，我發現了 Winni 的免疫不孕相關指數很高。

發現有免疫問題，加上備孕時監控免疫，調整體質，健全免疫，雖然懷孕過程驚險不斷，但「關關難過，關關過！」終於讓 Winni 夫妻喜獲麟兒！

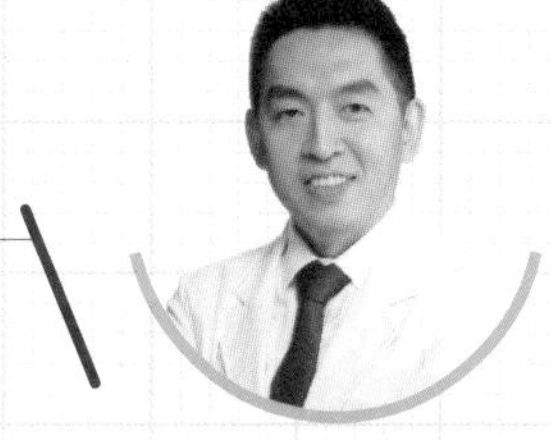

林奇玄醫師

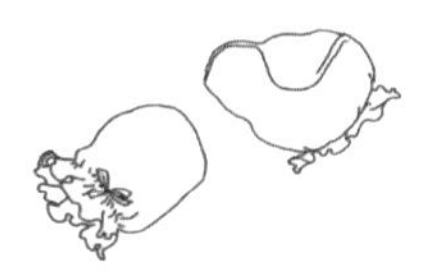

免疫不孕，眞的束手無策嗎？其實，眞的並不然！

但是，你知道嗎？免疫太好，也會不孕！

爲了求好孕，Rita中藥進補過頭，四物湯、十全湯、四神湯樣樣來，結果體質改變、免疫反應過度了。免疫拉警報下讓母體排斥胚胎，反而導致胚胎著床不易，每次懷孕都不成功，差點造成不孕！

免疫過多或缺少都不行

從小到大，大家一定聽過「免疫力」這三個字。當感冒生病時，總是覺得自己免疫力不夠，才會被病毒侵襲。所以不論是加強運動、吃維他命、改變飲食習慣，總是很認眞的想要「提高」自己的免疫力。

但說到免疫不孕，卻是身體的免疫系統錯亂而造成，讓免疫抗體太多（亢進）、或太少（低下），都會影響懷孕。

很多女性平常就是個「健康寶寶」，完全沒有任何免疫疾病或症狀，但一遇到懷孕，就會讓免疫反應大爆發，不只是懷孕困難、習慣性流產、或不孕症、甚至嚴重危及媽媽寶寶健康安危，例如子癲前症。

隨著科技進步、環境變遷、汙染、飲食改變、甚至基因遺傳的關係，全世界自體免疫疾病的病例越來越多。所以，我常建議備孕的準媽媽：「平衡」、「健全」免疫反應，才是治療免疫不孕最重要的！

爲何懷孕會讓免疫系統大亂？

很多準媽媽本身就患有自體免疫疾病，懷孕後症狀愈發嚴重。有的則是身體檢查一切良好，也沒什麼免疫相關疾病，但只要一懷孕，免疫指數就開始失控飆高，甚至造成習慣性流產、或不孕。

爲什麼一懷孕，免疫系統就蠢蠢欲動？

這是因爲媽媽在懷孕時，爲了供應胎兒營養，必須增加額外的「氣血開支」，原本已經吃緊的身體能量、代謝調節，更是雪上加霜，懷孕成爲壓垮駱駝的最後一根稻草！身體免疫調節失衡，加劇影響全身的循環和代謝，加速了血栓出現，因此，很容易導致胚胎無法獲取足夠的養份，因而造成流產。所以，免疫不孕症對媽媽寶寶的風險，眞的很高！

我們從二十多年來的臨床經驗看，生活壓力、環境污染、加上飲食精緻化，讓女性吃下太多含有許多人工添加物，生活中更多了人工添加物使用在身上，累積久了就成爲廢物，無法代謝，自然而然造成免疫系統混亂，身體發炎，免疫抗體過高，不分好壞細胞都攻擊、甚至攻擊自己的胚胎，造成流產或懷孕困難。

媽媽懷孕時最複雜的免疫調控

在懷孕過程裡，媽媽的生理結構中，最複雜的就是「母親 - 胎兒間的免疫調控」。包含的免疫細胞有：調控型 T 細胞、輔助型 T 細胞 (I 型 /II 型)、自然殺手細胞、巨噬細胞等。

懷孕早期，發育中的胚胎透過分泌「抑制因子」，防禦母親的免疫細胞攻擊，母親的自然殺手細胞聯合其他免疫細胞，釋放出適量

「發炎因子」和「血管生長因子」促進胎胚著床和胎盤的血管生長。

母親的免疫系統微妙地不將胚胎視爲「外來物」而清除掉，有些媽媽的自體免疫疾病，也會因此在懷孕期間會有所緩解。但是孕媽媽子宮周邊的免疫系統仍然活躍運作，因爲需保持抵禦外來病菌感染的能力，也要避免細胞癌化的異常發生。在懷孕的過程保存母體的健康生命不受威脅。

但「母親 - 胎兒間的免疫調控」也可能會出錯，免疫系統錯亂下，母體就會對胚胎發生免疫反應，這可能會引起自然流產、或習慣性流產、或導致不孕。

有可能出現的狀況：

自然殺手細胞具有調控胎盤血管新生的功能，如果自然殺手細胞功能異常、或抗磷脂抗體過高、或其他自體抗體疾病，在懷孕後期，甚至可能會引起「子癇前症」，對媽媽寶寶都非常危險。

因此，治療免疫不孕的過程中，密集檢測媽媽的免疫細胞數量和活性，監控免疫抗體指數，可以預測媽媽懷孕後的免疫反應是否過度、或異常。提前給予適當的治療，才能有助於懷孕成功，以及避免早產、流產的發生！

健全免疫才能有好孕

健全免疫系統，可以達到這些好處：

1. 保護母體健康

2. 避免排斥

3. 促進胎兒發育

無法自然懷孕、人工生殖植入超過兩～三次都無法順利懷孕？不孕就需抽絲剝繭找出問題，並儘快解決問題，就能順利好孕到！懷孕的確不容易！所以，就要一步步，把身體所有狀況都解決、穩定下來，才能迎接 baby 的到來！

在不明原因的不孕症，以及反覆性流產，在臨床上漸漸被發現「免疫不孕」扮演了一定的角色。即使合併有其他的不孕症原因，像是卵巢早衰、或多囊性卵巢症候群，透過健全免疫、及早積極治療，也可明顯提高懷孕率，減低流產機率。

所以，準備懷孕前，就要把身體調養到最佳備孕狀態，解決免疫不孕的種種難題，才能讓胚胎安心好好「住」下來！

Part

2

免疫不孕檢測

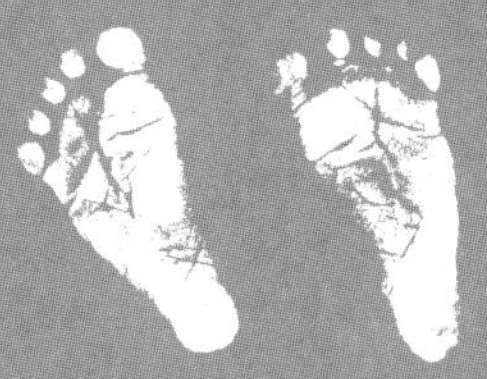

note

免疫不孕檢測Step1：

我需要進行免疫不孕的檢查嗎？何時該做？

37 歲的 Tina，自然懷孕卻發生早發性流產二次後，每次都是才驗到二條線沒多久就流產，心理的痛不可言喻。求子路備感艱辛的 Tina 希望透過試管療程能迎來寶寶，但卻還是歷經試管療程三次失敗，每次都找不到原因，總是在植入後又失敗。

在 Tina 已經決定要放棄之際，沒想到，這次抽血檢查，發現原來免疫抗體，甲狀腺指數過高 ...，原來還以為自己身體都沒有什麼大問題，沒有發現任何不舒服，終於還是揪出看不見的免疫不孕大魔王！

「原來我就是免疫媽媽啊！」

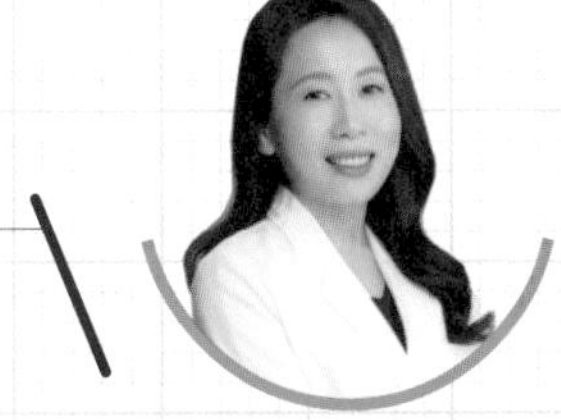

馬佩君醫師

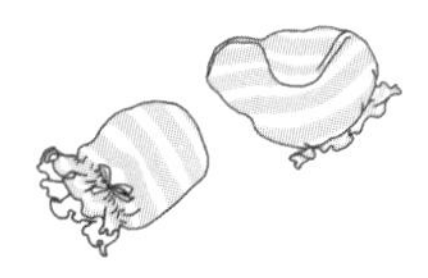

免疫問題、懷孕和內科之間，看似沒關聯，卻又好像有一條隱藏線，悄悄地抓著彼此！

如果有免疫問題，例如：甲狀腺亢進、或甲狀腺低下，或紅斑性狼蒼，這些疾病的症狀都是「外顯」，很容易出現身體不適，就會去看醫生、做相關檢測。

但免疫問題碰到懷孕這件事，如：因免疫而造成子宮發炎，血管發炎，除了「不孕」、「難孕」之外，都不會「被」發現，也眞的沒有任何症狀！

我需要進行「免疫不孕」的檢查嗎？

一般認爲，不孕問題集中在高齡婦女，但是，免疫不孕卻是不分年齡，不是高齡婦女的專利。

針對不孕症需做一系列的檢查，從卵子品質的評估，如：排卵、荷爾蒙。評估子宮及卵巢是否正常，如：輸卵管檢查、子宮鏡、超音波，以及檢測男性精蟲。甚至更進一步檢測胚胎是否正常。

如果夫妻雙方檢查都正常，但卻植入失敗，而且又找不出確切原因，或曾有過二到三次不明原因流產，或不明原因的不孕，就要朝「免疫不孕」方向做檢查。

如何初步判斷是否需要做免疫不孕的檢查？

請檢查一下，如果有下列狀況中的「任一項」，就要考慮去風濕免疫科抽血檢查，做免疫相關檢查：

□ 1. 不易懷孕

□ 2. 懷孕 9~10 週前發生過流產、或習慣性流產

□ 3. 已進行二到三次試管嬰兒療程，在植入階段都失敗。

□ 4. 夫妻檢查都正常，不明原因的不孕

□ 5. 高齡不孕症

□ 6. 卵巢早衰：卵子庫存量 (AMH) 檢測，須大於 2 以上才是標準值。偏低：懷疑卵巢早衰，偏高：懷疑多囊性卵巢症。

□ 7. 有體質過敏

免疫不孕的風險評估

很多免疫不孕的女性，平常都很正常，只有遇到「懷孕」，才會讓身體免疫系統錯亂，讓「免疫失調」。因此，不只是婦產科，還需跨科別整合，例如：風濕免疫科、內分泌科、新陳代謝科、中醫、婦女泌尿科、心臟內科、乳房外科等跨科別的檢測、診療或調理。

在撇除精子、卵子、子宮、胚胎的問題後，或已經做過「染色體套數檢查」PGS 基因篩檢都正常，但還是發生流產，我就會懷疑是否為「免疫不孕」。

此外，從臨床上，以下狀況我都會列入風險評估項目，大家也可以自己先評估：

過去病史

□重複性流產　□免疫性流產　□流產次數

□流產週數　□早產週數

懷孕生產史

□上一胎懷孕時媽媽的年齡

□懷孕時媽媽和寶寶的狀況：是否有

□胚胎較小　□胎盤功能不佳　□前胎子宮內發育遲滯

□子癲前症　□動靜脈栓塞病史　□自體免疫等問題。

臨床症狀

□高血壓　□羊水過少　□蛋白尿　□胎兒過輕

□子宮血流阻力過大　□臍帶血流阻力過大等問題。

另外，準媽媽的年齡也會是考慮因素，34 歲以上女性，卵子品質會逐漸下降，也會影響受孕。如果四十歲之前，發生「卵巢早衰」，也可能是一種自體免疫問題。

有以上的狀況，我會建議先行做免疫科相關的檢測，這項檢測不需特別空腹禁食的抽血檢查。

從臨床數據來看，反覆流產的孕媽媽，八成幾乎都有胚胎的問題，5%~8% 是免疫不孕的問題，而且年齡越長，免疫問題比例越高。因爲受到自體免疫抗體過高，會影響胚胎造成胚胎無法順利著床或反覆流產。可由抽血檢查得知體內是否具有特殊自體抗體。

免疫不孕症可經由抽血檢查出來，檢驗項目需由醫師親自問診，了解免疫不孕患者實際狀況後再行做評估，建議在備孕階段，儘早篩檢出免疫疾病，即可儘快進行預防性治療。

免疫不孕檢測Step2：

免疫不孕，究竟需要檢查哪些項目呢？

在不孕門診，我看到太多「求而不得」的不孕症夫妻。 眼看著就快要植入成功，卻莫名其妙又失去、又流產了！求子路上，真的充滿荊棘、備感艱辛！過去的試管療程，為了「懷孕成功」，讓準媽媽不斷在「試驗」→「流產」→「再試驗」→「再流產」，在人工生殖的流程中，這 次失敗了，下次再換一個選項、下下次再一個選項的試驗，嚴重傷 及媽媽身心健康。

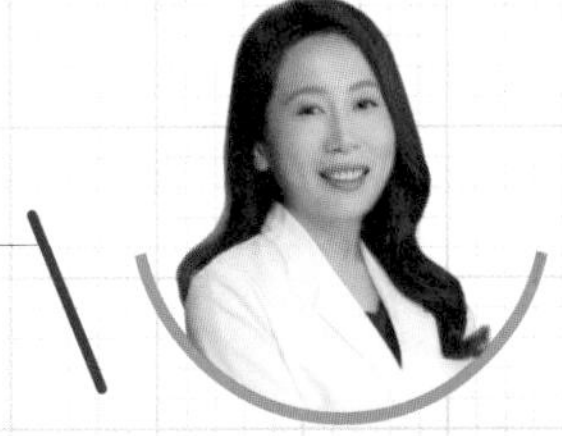

馬佩君醫師

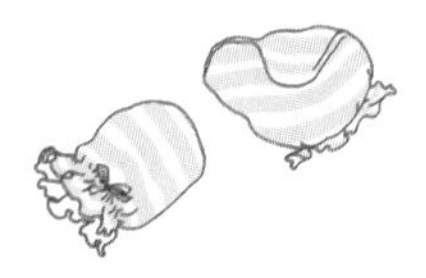

在不孕門診，我看到太多「求而不得」的不孕症夫妻。

眼看著就快要植入成功，卻莫名其妙又失去、又流產了！

求子路上，眞的充滿荊棘、備感艱辛！

過去的試管療程，爲了「懷孕成功」，讓準媽媽不斷在「試驗」→「流產」→「再試驗」→「再流產」，在人工生殖的流程中，這次失敗了，下次再換一個選項、下下次再一個選項的試驗，嚴重傷及媽媽身心健康。

因此，我認爲，在備孕階段，首先就需針對免疫不孕「可能」的因素進行檢測，排除是否爲免疫問題而影響懷孕。

因免疫問題影響懷孕的免疫媽媽，易形成血栓堵塞胎盤血管，無法供給養分給胎兒，或是在著床懷孕後，母體發現外來物「胚胎」，不穩定的免疫反應造成胎盤結構不良，影響胚胎而導致子宮收縮流產。

這時候，自體免疫抗體已經被「標註記號」，透過血液檢測，可以讓他們「現出原形」，讓我們更了解身體是否已有存在自體免疫抗體。

免疫不孕的檢測項目有哪些？

免疫不孕，究竟需要檢查哪些項目呢？大致上可分爲以下幾項：

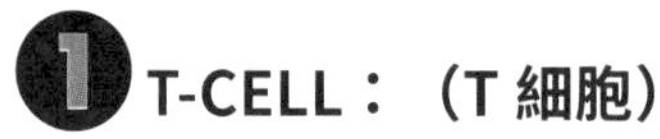

1 T-CELL：（T 細胞）

負責免疫調節功能，正常來說，懷孕前期須接受外來的胚胎，末期須啓動排斥的機轉，以便於媽媽生產。如果失衡，可能造成初期不易受孕，或早期流產，子癲前症和妊娠高血壓，都和 T 細胞相關。

❷ NK-CELL：（自然殺手細胞）

NK 細胞是屬於免疫系統中，主動防禦＋主動調控的角色，是人體免疫系統第一道防線。它們會主動抵抗外來入侵者，並把他們消滅。一旦 NK 細胞辨識異常，就會誤把胚胎當成外來入侵者而進行攻擊消滅了。

NK-CELL 分「周邊 NK 細胞」與「子宮 NK 細胞」，有些人可能平時「周邊 NK 細胞」檢查正常，而懷孕後，胚胎著床就產生變化，進而排斥胚胎，造成早期流產。

❸ U-NK：（子宮內自然殺手細胞）

在子宮內的 NK 細胞，就是 U-NK 細胞。和 NK 細胞比較，U-NK 細胞的吞噬入侵者的功能會下降，而是產生一些生長因子和細胞激素，去影響胚胎在子宮內膜的蛻膜化和螺旋動脈血管的正常發展。

如果 U-NK 細胞發生異常，則會把胚胎誤認爲是外來入侵者而發動攻擊，進而影響蛻膜化過程和螺旋動脈血管生成。若發生在胚胎的著床期，會造成無法著床，若發生在著床後，則會造成流產。一旦習慣性流產多次後，更易演變成不孕症。

有些女性在孕前驗 NK-CELL 皆正常，但懷孕後仍流產，或找不出其他因素，且胚胎染色體檢測都正常，則可考慮檢查 U-NK 細胞是否異常。

 AUTOIMMUNE：（自體免疫抗體檢查）

包含自體免疫疾病相關，如紅斑性狼瘡、類風濕性關節炎、抗磷脂質症候群等。檢驗項目如下：

1. 抗核抗體 Antinuclear Ab(ANA)： 代表體內有多種針對細胞核的自體免疫抗體產生。
2. IgG 免疫球蛋白 G：負責對抗體內的病毒、細菌、毒素。多種自體免疫抗體都屬於 IgG 型。
3. 抗磷脂抗體 Anti-phospholipid Ab(APA)：全身性紅斑性狼瘡 (SLE) 的血清中常會出現這種抗體。
4. 抗心脂抗體 Anti-cardiolipin Ab(ACA)：是屬於抗磷脂抗體 (aPL) 族群。患有抗磷脂症候群的病患中，越有八成以上血清中具有抗心脂抗體。
5. 抗甲狀腺過氧化酶抗體 Anti-TPO Ab：是造成甲狀腺不足或亢進的主因。
6. 抗甲狀腺球蛋白抗體 Anti-thyroglobulin Ab：ATA 是一種自體抗體，測定甲狀腺球蛋白的自體抗體，可以鑑別出是否為甲狀腺自體免疫疾病。

若以上指數異常，有些會造成不孕、或著床不易、難孕，甚至影響卵巢功能，造成不排卵。有些易造成血栓體質，造成習慣性流產。

5 HORMONE：（荷爾蒙檢查）

和懷孕有關的荷爾蒙，包含：E2(雌激素)、P4(黃體激素) 隨著月經週期會有該有的標準。可以評估是否有免疫不孕問題。

雌激素 (E2)：可反映卵巢情況，並促進子宮內膜增厚。

黃體素 (Progesterone，P4）：促使子宮內膜增厚、穩定，以利於卵子著床。黃體素不足，易發生胚胎著床失敗、流產、不利於受孕、難孕的情況。

促黃體成長激素 (LH)：性腺激素的一種，也是俗稱的「排卵訊號」。可促使卵子成熟，卵巢排出卵子，形成黃體，產生黃體素。

在月經週期的第 2-3 天，正常的黃體素（P4）和雌激素（E2）、促黃體成長激素 (LH) 等荷爾蒙，都應該會降到最低點。這時檢測有助於觀察是否出現異常偏高的現象。

排卵期，檢測黃體化刺激素 (LH)、雌激素 (E2)、黃體素 (P4)，這時候檢測，可判斷是否有排卵，一般正常情況下相關荷爾蒙都會攀高。

6 甲狀腺功能檢測：

甲狀腺的相關指數評估與懷孕相關，當甲狀腺呈現亢進或低下時，都會使性荷爾蒙結合蛋白 (SHBG) 分泌異常，進而影響到下視丘 - 腦下垂體 - 卵巢 (HPO) 的荷爾蒙調控，造成月經異常和卵巢「不排卵」，進而影響免疫不孕。

1. 甲狀腺促進激素（TSH）：適用於早期甲狀腺異常的檢測。

2. 甲狀腺球蛋白抗體 (anti-thyroglobulin antibodies, ATA）：影響甲狀腺素的製造及正常功能。

3. 甲狀腺過氧化酶抗體 (anti-thyroid peroxidase antibodies, anti-TPO Ab)：與罹患「橋本氏甲狀腺炎」有高度關聯性。

4. 甲促素受器抗體 (anti-TSH receptor antibodies, anti-TSHRAb)：會導致甲狀腺的 TSH 受體，因結合過多而過度分泌甲狀腺素，引發甲狀腺功能亢進。

5. 游離甲狀腺素 （Free T4 ，FT4)：是主要的甲狀腺荷爾蒙，主要是調節身體代謝的速率。

7 GENETICS：（PGS 染色體基因遺傳篩檢）

胚胎染色體異常，雖然受到免疫不孕影響的關聯性較低，但染色體異常也會影響懷孕和習慣性流產的重要原因。

找出品質優良的胚胎，可降低流產的發生，也可儘早找出是否有其他「非」胚胎品質不良而造成干擾懷孕的因素。如果本身有免疫不孕問題，而沒做 PGS 檢測，或胚胎基因有問題，後續進行免疫治療效果將不顯著。

8 抗磷脂質抗體：

檢測項目包含：

狼瘡抗凝血因子 (LA)

抗醣蛋白 I IgG 及 IgM 抗體

抗心磷脂 IgG 及 IgM 抗體

抗磷脂質抗體是免疫不孕中，自體免疫疾病最常見的主因之一。「抗磷脂質症候群」是屬於自體免疫疾病一種，好發於 20~40 歲女性身上，可能平時沒任何症狀，只有懷孕時，會嚴重干擾胚胎、或過度發炎反應，形成血栓，造成胚胎著床不易，容易流產、難孕。

9 Infectious Disease：（感染檢測）

台灣最常見的感染是「陰道炎」，主因多爲「披衣菌」感染。若孕期忽視陰道分泌物，輕者會造成流產、嚴重甚至引發早產、或死胎。有些準媽媽在植入後，會因重感冒發高燒或腸胃炎，引起白血球指數上升，發炎反應造成攻擊胚胎而流產。

由於風濕免疫科相關的檢查項目涵蓋範圍相當廣，爲避免浪費時間、金錢，免疫不孕相關檢測都需由醫師親自診斷，才能夠準確告知抽血檢驗項目，檢驗數值也會因儀器的不同、實驗室不同，而影響醫師的判斷，檢驗數值與用藥方式、劑量息息相關。千萬不可亂投醫、或自己當起醫生，自行判斷抽血檢驗項目。

透過血液檢測可以了解身體免疫問題

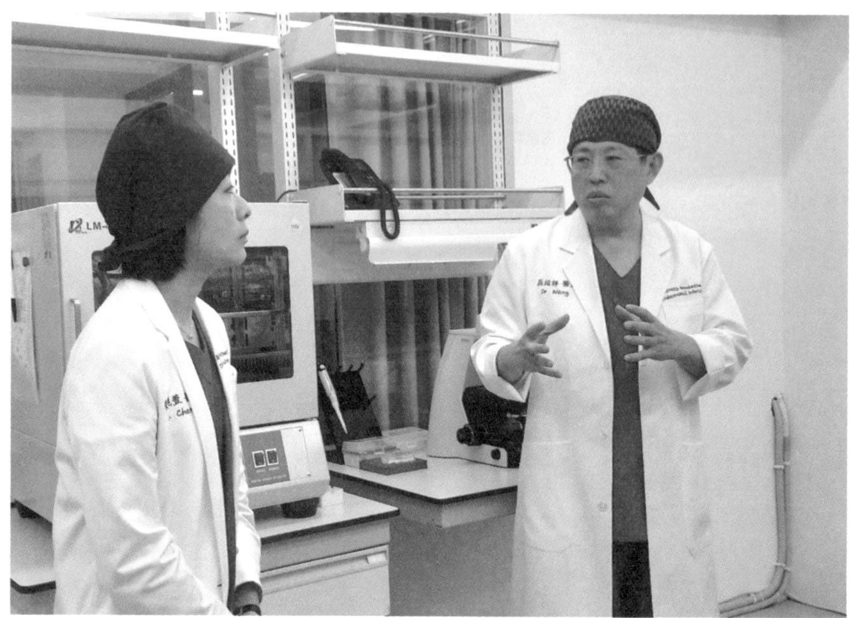

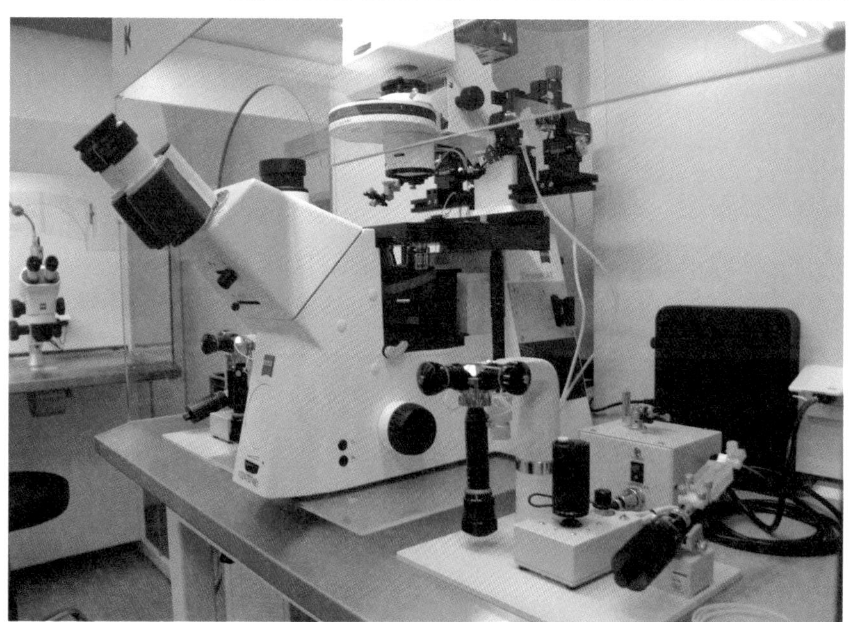

AUTOIMMUNE 自體免疫抗體檢測

拿著剛出爐的抽血報告，「ANA 抗核抗體指數太高」Lulu 感嘆地說：「繞了一大圈，試管嬰兒都做了五次，眼淚都要流乾了，才檢測出，原來我有自體免疫抗體問題，真的『千金難買早知道』！」

看著 Lulu 手上及肚子上還來不及退去瘀青的小針孔，桌上放著十幾支針劑、藥袋，聽著她說過去的「流產史」，數不清的流產紀錄，每次都換來的是「不明原因」，一次次都是拿著媽媽身體來試驗，真的只有「心疼」二個字！

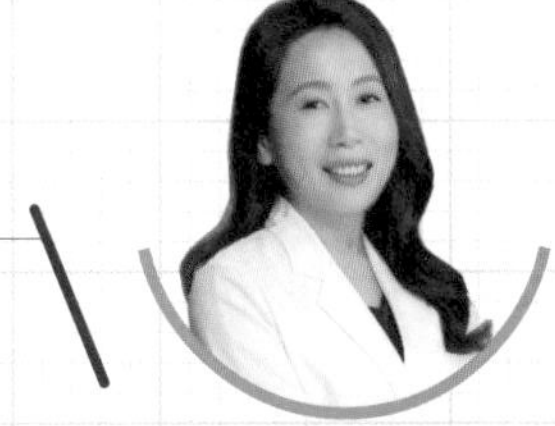

馬佩君醫師

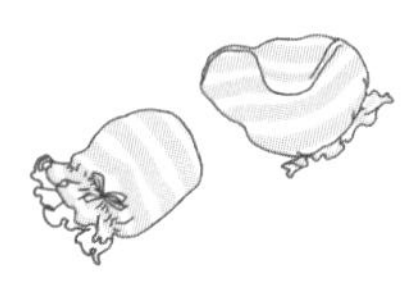

要成功懷孕及產下一個孩子，對於免疫媽媽來說，是一條不足外人道、淚水與心酸交織而成，千辛萬苦的路！

免疫系統錯亂影響懷孕

自體免疫疾病好發於 20 ～ 40 歲，尤其是女性罹患機率約爲男性的 8 倍。所以，首當其衝的就是正值孕育年齡的女性。當身體的免疫系統錯亂、調控出了問題，製造出許多不正常的「自體抗體」，會攻擊自己身體正常的細胞、組織，導致受到攻擊的器官產生慢性發炎、甚至喪失功能。

如果被破壞的是生殖系統，則有免疫錯亂的白血球會將受精卵、胚胎當作外來入侵者而展開攻擊，試圖清除它，造成無法順利受孕，甚至出現嚴重的血栓，危害媽媽寶寶的生命安全。

很多免疫不孕患者，除非原本就有自體免疫疾病，如甲狀腺異常、紅斑性狼蒼、或乾燥症等之外，不然本身根本「沒有」任何疾病症狀，只有遇到「懷孕」這件事，才會出現，難孕、流產、不孕，困擾著想求得一子的女性。因此，可透過抽血檢驗「自體免疫抗體」，以了解是否有免疫抗體問題進而影響懷孕。

自體免疫抗體檢查項目有哪些？

自體免疫抗體、或免疫疾病相關的檢查項目如下：

1. 抗核抗體 Antinuclear Ab(ANA)

ANA 的存在，代表體內有多種針對細胞核的自體免疫抗體產生。

常見的自體免疫性疾病

- 紅斑性狼瘡
- 乾燥症
- 橋本氏甲狀腺炎
- 葛雷夫氏甲狀腺炎
- 抗磷脂症候群
- 血管炎

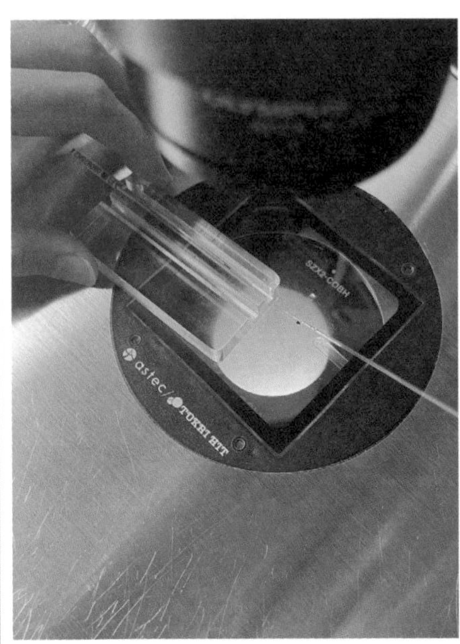

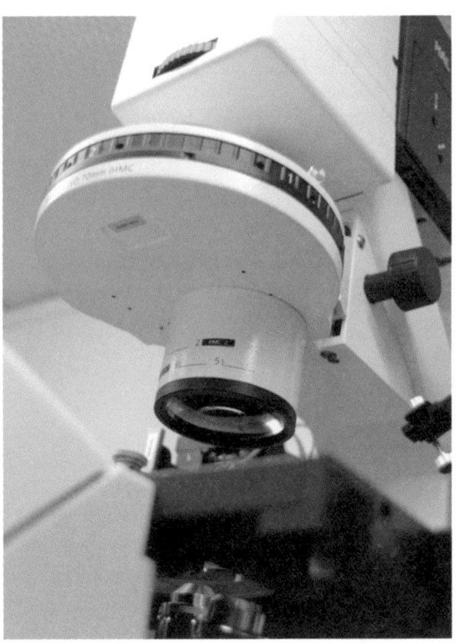

例如：紅斑性狼蒼、類風溼性關節炎、乾燥症、硬皮症、皮肌炎、混合型結締組織病等。

2.IgG 免疫球蛋白 G

IgG 佔血液中免疫球蛋白的 75%，抗體對付病毒、細菌、毒素。很多種自體免疫抗體屬於 IgG。若 IgG 指數過高，代表患有自體免疫疾病，如：紅斑性狼瘡、類風濕性關節炎、乾躁症等。

3. 與紅斑性狼瘡和風濕性自體抗體有關如下：

a. 抗磷脂抗體 Anti-phospholipid Ab(APA)

全身性紅斑性狼瘡 (SLE) 的血清中常會出現這種抗體，並常因此引發次發性抗磷脂症候群，容易出現栓塞、腫瘤、自體免疫、紅斑性狼瘡、孕婦胎兒死亡有關。

b. 抗心脂抗體 Anti-cardiolipin Ab(ACA)

動脈栓塞、腫瘤、血小板減少、反覆的靜脈發炎、紅斑性狼瘡、孕婦胎兒死亡有關。

c. 抗甲狀腺過氧化酶抗體 Anti-TPO Ab

甲狀腺自體免疫是主要造成甲狀腺不足或亢進的主因，且多和遺傳有關。

d. 抗甲狀腺球蛋白抗體 Anti-thyroglobulin Ab

ATA 是一種自體抗體，常發生在自體免疫甲狀腺疾病患者身上。慢性甲狀腺炎、自體免疫抗體疾病的輕重指標。

e.D-Dimer

判斷是否有血栓問題、如：急性動脈、冠狀、肺部、深部靜脈栓塞、或卵巢癌、或類風濕關節炎。

4. 抗精蟲抗體（Antisperm Antibodies）

讓精子活動力下降、或阻礙精蟲活動力，直接影響精卵受精。

若這些自體免疫抗體的指數異常，有些會影響甲狀腺功能異常，造成不孕或著床不易，甚至影響卵巢功能，如不排卵，甚至卵巢早衰。有些易造成血栓體質，造成流產。

我有紅斑性狼瘡，還能懷孕有個寶寶嗎？

對孕媽媽和寶寶危害最大的自體免疫疾病之一，就是號稱「千面女郎」的紅斑性狼瘡，有些人年輕時候就發病，病徵明顯。有些人只有在懷孕之後才爆發，醫師是如何診斷紅斑性狼瘡？

目前醫師診斷全身性紅斑狼瘡（SLE），主要是採用美國風濕病公會於 1982 年修訂公佈的 11 項要點做爲診斷依據。

□ 1. 臉頰紅斑，即蝴蝶斑。

□ 2. 圓盤狀紅斑狼瘡。

□ 3. 光敏感，曬太陽後，皮膚出現異於常人之嚴重反應。

□ 4. 口腔或咽喉潰瘍。

□ 5. 關節炎。

□ 6. 漿膜炎：包括心包膜炎或肋膜炎。

□ 7. 腎病變：每日尿蛋白總量超過 0.5 公克或尿液檢查出現細胞性圓柱體。

□ 8. 神經精神病變：抽搐或精神異常。

□ 9. 血液病變：如溶血性貧血、白血球偏低（少於 4000/ 立方毫米）、淋巴球偏低（少於 1500/ 立方毫米），或血小板偏低（少於 100000/ 立方毫米）等。

□ 10. 免疫系統病變：如抗去氧核醣酸抗體（Anti-ds DNA）陽性、抗史密斯抗體（Anti-Sm）陽性、或狼瘡細胞（LE Cell）陽性反應、梅毒血清檢查 (VDRL）僞陽性反應。

□ 11. 抗核抗體（ANA）陽性反應。

如果檢測後，符合上述 11 項條件中的 4 項、或 4 項以上，就可以確定診斷爲全身性紅斑狼瘡。

「如果出現上述症狀條件不足 4 項，這時候是否需投藥治療？會影響懷孕嗎？」

「我被診斷出有紅斑性狼瘡，現在可以懷孕嗎？是不是注定沒有孩子了呢？」

拿著抽血檢測報告，免疫抗體被控制良好的的病患，都會這麼問我，是否可以懷孕？

這時候就需視侵犯器官及病況的嚴重程度而定。

主要原因是，紅斑性狼瘡的抗體攻擊性強，可能會穿過胚盤進入胎兒體內，攻擊寶寶的心臟或其他器官，流產、或死胎機率也會大增。若孕媽媽在懷孕期間，病情沒有控制住而危及媽媽性命安全，視母體情況就可能必須終止妊娠、或提早剖腹生產。因此，如果在病情活躍時，最好能避孕，讓病情控制穩定後，再考慮懷孕。如此，對媽媽和寶寶健康都比較有保障。

而目前的醫療對免疫疾病都能有良好的控制，讓大部份的紅斑狼瘡患者可以順利懷孕生子。當媽媽的紅斑性狼瘡治療後，身體狀況穩定後懷孕，寶寶也能健康平安的足月誕生。但前提是，媽媽需在孕期階段，定期檢測追蹤抗體情況，寶寶也須特別透過超音波審視心臟和其他器官的發育情況。

自體免疫疾病治療方面，常見有：口服「非類固醇抗發炎藥物（NSAIDs）」、類固醇、免疫抑制劑，若更嚴重的患者，可能會使用高劑量的類固醇注射，甚至會施打化療藥物，壓制體內蠢蠢欲動的免疫細胞。

所以，在懷孕前，須先把免疫疾病穩定控制良好，才能萬無一失的懷孕生產。即使合併有其他的不孕症因素，早期發現不孕的原因，及早治療也可明顯提高懷孕率，減低流產機率。

note

Chapter

13

懷孕流產最常見的隱形殺手：

抗磷脂質抗體

案例 1：Gina 和先生很喜歡孩子，但結婚五年，遲遲無法順利懷孕。雖然做染色體測試都正常，但得到的結果卻不只是 5~7 週的早期流產，就連試管也失敗二次。直到透過我們抽血檢測後，才發現她是因為「抗磷脂抗體症候群」，因自體免疫疾病問題造成血栓，才會變成反覆性流產和不易受孕。

案例 2：54 歲的 Karen，求子數十次，沒想到超高齡的她，被檢測出有「抗磷脂抗體症候群」，就在持續用藥下，不僅順利植入、懷孕成功。免疫用藥直到寶寶 28 周後，經產科醫師評估，認為可以不用繼續打肝素，沒想到停藥二週後，胎兒早產、死胎，Karen 淚流都乾了。但越挫越勇的她，調理好身體後，決心再拼最後一次。第二次植入成功懷孕後，「肝素」針劑打到生產，儘管是 34 週早產兒，但寶寶一切正常，現在已是個白白胖胖的壯小子了！

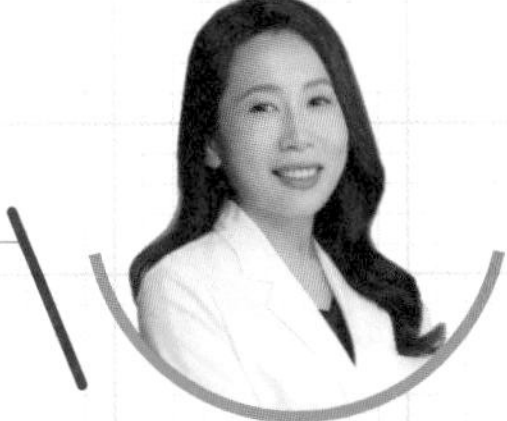

馬佩君醫師

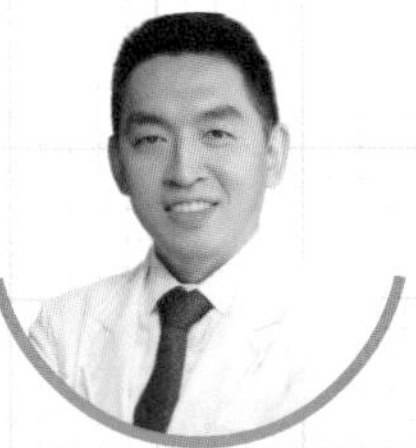

林奇玄醫師

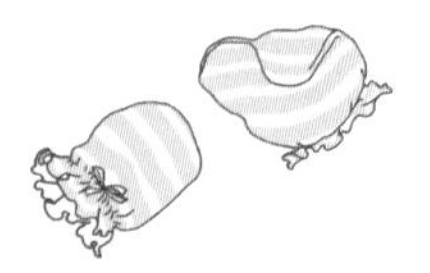

免疫不孕眞的無解嗎？其實該說的是：關關難過，關關過！

習慣性流產的重要指標：抗磷脂抗體

習慣性流產、不孕症的因素，除了精子、卵子異常、胚胎染色體異常、內分泌異常、子宮構造異常等常見原因外，另一個就是「免疫不孕」了！

其中，目前已有明確研究，免疫不孕主要原因之一就是「抗磷脂抗體症候群」(Antiphospholipid syndrome, APS)，也是所有免疫疾病中，和女性懷孕最相關的自體免疫疾病，並好發於30-40歲女性，也是懷孕流產最常見的隱形殺手，最常見臨床症狀包含：反覆性流產、動／靜脈血管栓塞、皮膚成網狀青斑、暫時性失明、不明原因偏頭痛等。

常見一些年齡還算年輕的準產婦，卻有超過三次以上的反覆性流產經驗！

多數的女性，在懷孕前都沒有任何症狀。抗磷脂抗體症候群的成因目前尚不清楚，可分爲「原發性」與「次發性」，原發性的發生機率較低，和其他疾病並無關聯；而次發性則與某些免疫疾病有關，其中最常見的是「紅斑性狼瘡」。

這是種自體免疫性易血栓疾病，因爲「抗磷脂抗體」(Antiphospholipid antibody, aPL) 會使血液中血小板在血管中凝結成血栓，促使胎盤功能不良、或是過度引發發炎反應，導致胚胎著床失敗，而造成流產、死產。

所以，如果「二次以上不到 10 週流產、習慣性、反覆流產」、「懷孕超過 10 週卻胎死腹中」、「因子癲前症、胎兒成長遲滯，而被迫早產」等任一種狀況，我都會建議先抽血檢驗「抗磷脂抗體」，評估是否爲「抗磷脂抗體症候群」。

抗磷脂症候群對個人的影響，除了動靜脈血栓、網狀青斑、血小板低下、 腎病症候群等，對於女性來說，同時會有個人血栓和產科併發症。

例如，不易受孕、習慣性流產、胚胎萎縮、胎兒不明原因的早產、胎兒子宮內生長遲滯、子癲前症、胎盤血流不足、不明原因之胎盤早期剝離、不明原因胎心停、或早產、新生兒栓塞型中風等，都和抗磷脂抗體相關。

臨床發現，超過 80% 者都是發生在胚胎前期小於 5 週的流產，有 12% 流產機率會發生在 5-9 週，而 9 週後至生產間的流產機率則只有 1.7%。所以，「抗磷脂症候群」最常見的就是小於 10 週內的早期流產。

對於才剛驗到二條線，得知懷孕的孕媽媽來說，才滿心歡喜地迎來寶寶，還沒拿到媽媽手冊，還沒聽到寶寶心跳，卻變成意外出血、流產的憾事。

反覆性的流產，對媽媽和寶寶來說，眞的很傷、很痛啊！

另外，如果寶寶順利挺過，度過早期流產，但胎兒生長遲滯 (占所有活產的 26.3%) ，和早產 (占 48.2%)， 則爲最常見的胎兒併發症。

如何檢驗抗磷脂抗體？

相關檢驗項目：

Anti-beta2-Glycoprotein-I IgG (抗醣蛋白 IgG 抗體)

Anti-beta2-Glycoprotein-I IgM (抗醣蛋白 IgM 抗體)

Anti-cardiolipin IgG (抗心磷脂 IgG 抗體)

Anti-cardiolipin IgM (抗心磷脂 IgM 抗體)

Anti-phospholipid Ab (抗磷脂 IgG 抗體)

Lupus anticoagulant (狼瘡抗凝固因子)

實驗室診斷：

透過抽血檢測，可獲知以上相關抗磷脂抗體指數，若有超過一種抗磷脂抗體存在，且任一抗體都必須至少有兩次陽性反應，且兩次檢查必須間隔 12 週以上，如此就是確診爲「抗磷脂抗體症候群」。

根據研究資料顯示，有 LA 抗體陽性（狼瘡抗凝固因子）的孕婦在懷孕過程中出現併發症的機率約四成，相較其他單一抗體陽性的孕婦要高。另一個高危險群，則是三類抗體都陽性反應的孕婦。過去研究資料發現，如果只出現單一種抗體陽性的孕婦，在治療後，成功生產的機率約五到八成。但三類抗體都陽性反應的孕婦則只有三成左右。

因此，可見具有三種抗磷脂抗體的病患，比起只有一種抗磷脂抗體者，發生血栓的機率高出許多倍。因此，針對高風險病人，需要更積極的治療與監測。

抗磷脂抗體症候群患者一旦懷孕，需要跨科別整合，包括:婦產科、風濕免疫科、血液科和新生兒科醫師團隊共同提供照護。

一般來說，抗磷脂抗體症候群治療，以使用阿斯匹林 (aspirin) 、肝素 (heparin) 治療爲主，有血栓症狀的患者，則是投以長期口服抗凝血治療。但口服抗凝血劑在懷孕後應即停用，以免造成胎兒的畸形發展。

對於檢驗出有抗磷脂抗體的女性，早期發現，便可早期治療，避免再次發生流產遺憾。經過治療，懷孕的成功率可由低於 20%，增高到可以超過 80%。而自體免疫疾病誘發次發性的抗磷脂症候群發生率高，尤其是紅斑性狼瘡病患，因此有懷孕障礙婦女在排除免疫原因時，也需一併考慮其他的自體免疫疾病問題。

抗磷脂質抗體「陽性」，較容易產生的症狀：

- 血管栓塞
- 血小板減少
- 反覆性流產
- 子癲前症

Chapter

14

預防胚胎護城河兵變！

T-CELL / NK-CELL / U-NK 檢測

才剛滿 30 歲的 Joan，已是自然懷孕五次，每次都是 5-8 週就流產，而且流產的週數一次比一次更早。沒想到這次才剛驗到二條線，還來不及到婦產科檢查，這天一早又看到出血。

Joan 難過到發抖，不禁問我：「為什麼我這麼年輕，每次懷孕都保不住寶寶？」

「難道我這樣，也算是不孕症嗎？」

「我真的好想有個寶寶啊！真的好想當一次媽媽呀！這條路，怎麼那麼難？」

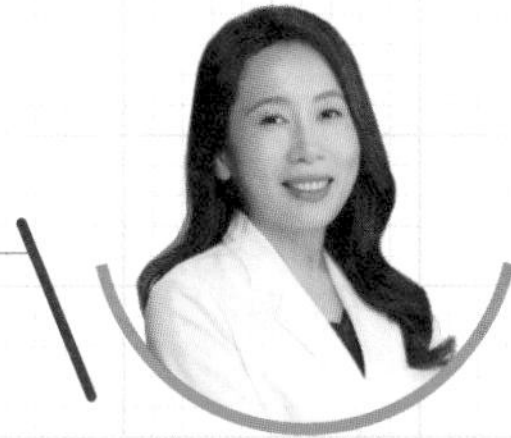

馬佩君醫師

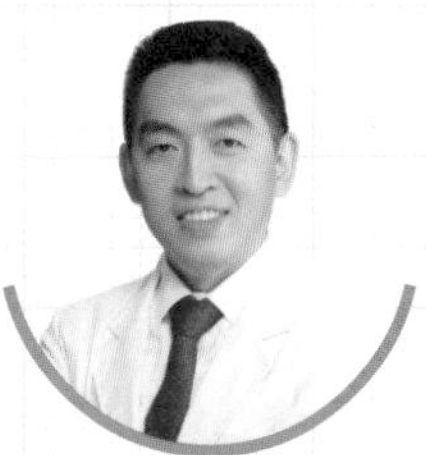

林奇玄醫師

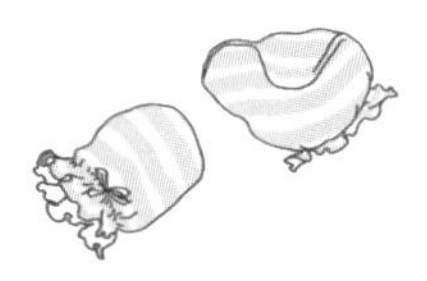

年輕孕媽媽多次流產、保不住寶寶，到底是發生什麼事了？不是越年輕，越容易懷孕生子嗎？

免疫細胞增多，亂攻擊胚胎細胞

多年前，一個已經三次植入卻都不成功的案例，最後一次植入後，我化驗胚胎和子宮內膜細胞後，發現 NK-CELL（自然殺手細胞）過多。代表可能是子宮內的免疫細胞攻擊胚胎，造成多次流產。找到可能流產的原因後，再透過免疫治療，她才順利擁有一個寶寶！

臨床研究發現，不孕和反覆性流產的女性周邊血液中「免疫細胞」數量異常升高。所以，如果發生不明原因的不孕症、反覆性流產的免疫不孕因素，就需同步檢測「免疫細胞」數量是否異常。

免疫細胞可能被過往流產、或退化的受精卵激活，如果增多時，會將胚胎細胞誤認爲非正常細胞，進而殺傷胚胎，當血液中這類免疫細胞比率大於 18% 時，往往警示的就可能是流產將會發生。

人體的子宮就像是一個房子，胚胎是顆種子。如果房子周邊的環境不好，還危機四伏，處處充滿危險，種子住得不舒服，就會離開了！

人體內免疫系統是由免疫細胞軍團和免疫器官所組成。免疫細胞本來是抵禦外來細菌、病毒這些外來入侵者的白血球。這群免疫細胞軍團主要成員：有 T-CELL（T 細胞）、NK-CELL（自然殺手細胞）、U-NK（子宮內的自然殺手細胞）等。如果免疫細胞系統錯亂，胡亂攻擊，那就可能讓胚胎無法安心住在子宮而流產了！

什麼是「T-CELL」？

T-CELL（T 細胞）是淋巴細胞的一種，在免疫反應中扮演著重要的角色。

T 是胸腺（thymus）的英文縮寫。T 細胞在骨髓被製造出來之後，在胸腺內進行分化＋成熟，變成不同功效的 T 細胞，之後就移居到周圍淋巴組織中，準備開始「抵抗外來侵略者」的工作。

因為 T 細胞是一種造血幹細胞，特點就是能夠分辨「正常」細胞和「不正常」細胞的能力，它可直接攻擊外來入侵者，例如：受感染的細胞、癌細胞、外來的移植細胞、或外來組織。

在當正常情況下，懷孕的媽媽，血液中的 T 細胞會認出這個胚胎是外來的入侵者，所以，會不會把胚胎當成是像是細菌、或病毒一樣，把它攻擊消滅掉？

為了保護胚胎，在胚胎外會有一層滋養層細胞，和 T 細胞等淋巴細胞「進行溝通」，讓他們不會來攻擊。

如果一旦 T 細胞發生缺陷，無法辨識胚胎細胞，就會發生亂攻擊一通，自己打自己的情況，這就有可能是 T 細胞數量的減少、或者 T 細胞功能的缺失所導致。

什麼是「NK-CELL」和「U-NK」？

自然殺手細胞（Natural killer cell）：包含 NK-CELL、U-NK，屬於免疫細胞白血球的一種，是人體免疫系統第一道防線。自然殺手細胞可分為二種，U-NK 是在子宮內，NK-CELL 是存在於全身的血液中。

當體內有細菌、病毒、腫瘤入侵時，自然殺手細胞會去攻擊這些外來異物，保護身體。而自然殺手細胞不需要接受免疫系統的特殊指令，也不需要其他細胞的配合，他們就能識別外來入侵者、並將之清除掃蕩。

自然殺手細胞是屬於免疫系統中主動防禦和主動調控的角色。它們會主動抵抗外來入侵者，這群戰士，通常處於休眠狀態，一旦被活化，就會滲透到組織中，分泌「穿孔素」及「壞死因子」，抵抗＋攻擊外來入侵者，並把他們消除殆盡。

簡單來說，自然殺手細胞是身體的「先鋒部隊」。擁有強大的武力值和殺傷力，還搭配超強的免疫調節功能，和其他免疫細胞相互作用，可增強身體對病毒入侵的免疫反應。

NK-CELL 、 U-NK 不正常運作會反過來攻擊胚胎

我常說，媽媽懷孕是上天給予一個很微妙的身體機制，它算是一個「半協調」的「移植」過程，因為寶寶有一半基因組是從母親、有一半是從父親那裡遺傳而來。為了協調這樣不同的「移植」過程，NK 細胞扮演很重要角色，在胎兒發育的免疫耐受中、共存和維持中的相互作用。

目前認為子宮內的 NK 細胞，就是 U-NK。吞噬入侵者的功能會下降，而是產生一些生長因子和細胞激素，去影響子宮內膜的蛻膜和

血管的正常發展。

目前醫學研究，集中在 U-NK 細胞在控制中的可能作用：

- 滋養層侵襲
- 子宮螺旋動脈重塑懷孕前半段的動脈

滋養細胞侵入子宮內膜，重構子宮內膜的過程，分泌因子直接影響胚胎的生長發育，影響子宮內膜的螺旋動脈血管形成，爲母體提供胚胎營養。

懷孕著床的過程中，子宮內膜有很多變化。在正常情況下，蛻膜化與血管的重組，同樣的過程會隨著引起炎症過程（TH17）的細胞參與，和強烈激活而發生。但因爲腫瘤細胞在這裡會發生控制＋抑制 TH17 細胞 ，因此，可讓胚胎可以順利發育，避免被母體免疫干擾和清除。

簡單來說，U-NK 細胞會讓胚胎外的滋養層，變成「城牆＋護城河」，以「交換＋擴散」方式，保護胚胎不被免疫細胞攻擊，也能補充胚胎所需養分。

但如果這套「護城河」系統發生異常，TH1 細胞激素原本是 NK 細胞用來殺死癌細胞、或受感染的細胞的工具，但當媽媽的這一組 NK 細胞「太過活躍」、反應「太過激動」時，這些 TH1 細胞激素分泌過多，造成和 TH2 細胞激素比例失去平衡，會把胚胎誤認爲是外來入侵者而發動攻擊。

這種過度免疫細胞影響可能發生在胚胎的著床初期，而造成無法著床，也可能在著床後而造成流產出血，演變成不孕症。

NK 細胞數量過高的孕媽媽可能合併的免疫抗體常見的有：抗甲狀腺抗體、抗磷脂抗體、抗核抗體、抗精蟲抗體。也常會出現有其他自體免疫疾病，類風濕關節炎、紅斑性狼蒼、甲狀腺機能異常等等。

所以，有些孕媽媽只是單純 NK 細胞過高，但也有不少案例不僅是 NK 過高，更合併有自體免疫抗體的體質，這對孕媽媽和寶寶的傷害更是雪上加霜。

T 細胞、自然殺手細胞（NK 細胞、U-NK 細胞）如何檢測？

【定量分析】

透過抽血，檢驗血液白血球中，淋巴球表面抗原檢驗各項細胞標記的數量。使用「流式細胞術分析系統」來計算分析群體中存在的 NK 細胞（或其他細胞）的數量。主要用於血液學診斷和治療，但需注意的是，NK 細胞的數量，並不能反映 NK 細胞功能是否正常。

通過活檢和免疫組織化學在子宮黏膜中進行測試，這也是一種評估細胞數量和形態的方法。

若指數持續過高，代表子宮內不平衡的免疫系統持續影響胚胎，因此就需做免疫治療調整，來保住 baby。

【檢測指標】

因血液中白血球中的免疫細胞，各自帶有不同的「標記」，以區別各自功能。所以，透過紀錄血液中標記數量，可評估各項免疫細

自然殺手細胞異常作用，將使胚胎無法完成著床

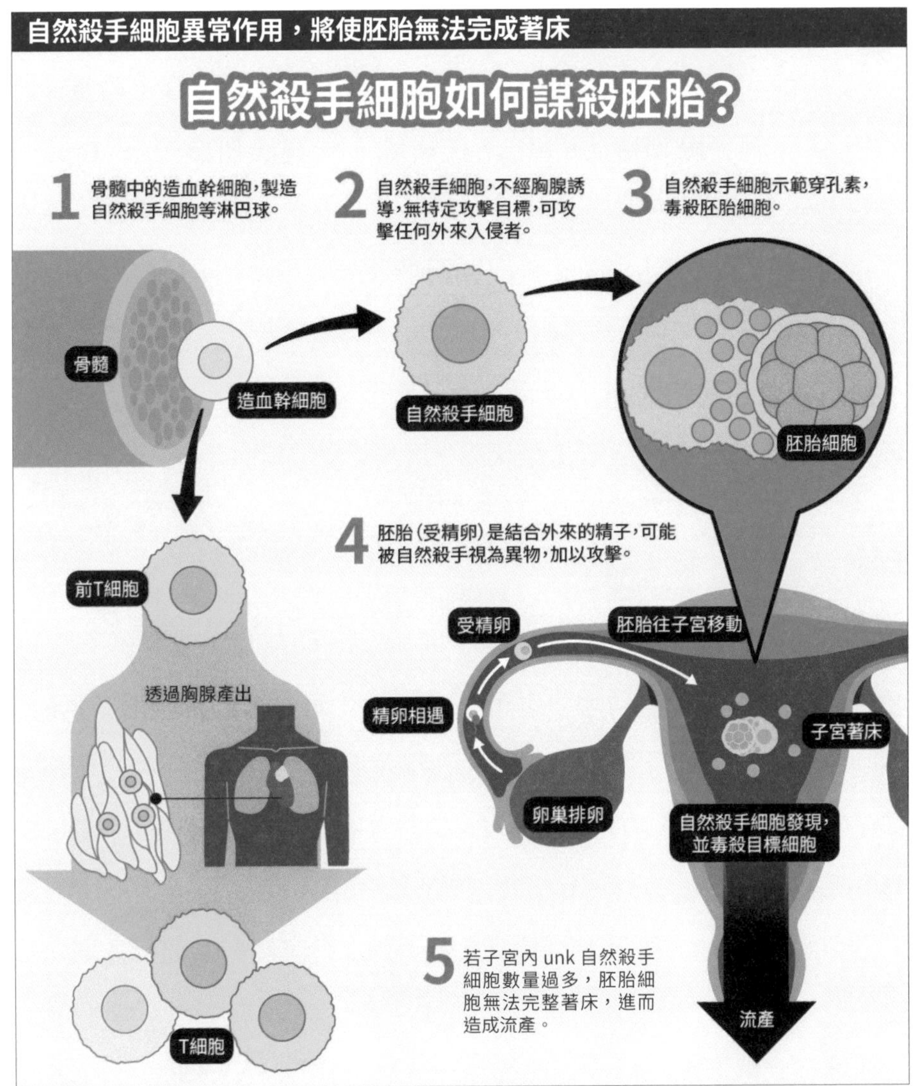

胞的數量是否有異常。

1.T 細胞：主導細胞免疫。檢測白血球中表面標記 CD3 的數量。

2.NK 細胞：保護機體的第一 道屏障。檢測表面標記爲 CD3、CD56、CD69 的數量。

3.Th1 和 Th2 細胞：檢測 表面標記爲 CD4+IFN-γ+，CD4+IL-4+ 的數量。

檢測各類細胞和細胞亞群的數量、比例及細胞表面抗原的 變化，可以瞭解機體所處的免疫功能狀態。

早期發現，避免遺憾！

根據臨床研究，在流產、或懷孕期病發子癇前症、或免疫不孕，發現血液 NK 細胞數目增多，子宮內膜檢驗出 U-NK 細胞增多。NK 細胞、U-NK 細胞的異常，可預測是否可能發生自然流產。

正常懷孕的婦女，Th2 細胞因子佔優勢。若有習慣性自然流產，Th1 細胞因子佔優勢。

不孕的婦女，TNF-α 分泌增多，且 IL-10 分泌與正常婦女比減少。

如果在胎盤形成到懷孕初期約 10 週前，T 細胞、NK 細胞、U-NK 細胞數量過多，容易讓媽媽出現陰道出血、或胚胎萎縮、HCG 指數上升狀況異常、甚至流產。懷孕後期，則會產生羊水不足、寶寶過小、或植入胎盤、嚴重的會有流產、非感染性早期破水、子癲癇症、胎盤剝離等，對媽媽及寶寶都會危及生命安全。

因此，我會詢問病人相關流產經驗，如果透過「PGS 染色體基因篩檢」，已排除流產爲染色體基因等胚胎問題，且年齡在 34 歲以下，相對年輕卻流產多次，或者孕期不斷出現陰道出血，流產的週數一次比一次早，表示可以受孕，但子宮卻無法留住寶寶。大多都是子宮環境「蓋不好」，在臨床上，大約 10 個中，會有 1 個是這種情況。

我會建議透過抽血及子宮採樣檢驗 T-CELL 、NK-CELL 、NK、U-NK 等淋巴細胞數量，並密切監控腫瘤壞死因子的濃度，早期發現，透過免疫治療，例如：高劑量靜脈注射免疫球蛋白 (IVIg) 或與皮質類固醇或脂肪乳注射 Intralipid 等，這些治療方式目前已在臨床上謹慎使用，可避免流產、或死胎等遺憾情況發生。

note

Chapter 15

懷孕8大關鍵 HORMONE荷爾蒙檢測

Anna 懷孕六週，卻突然流產，儘管補充了「黃體素」，但還是保不住 baby！

這已經是她第三次流產了，經過抽血檢驗，發現竟是「荷爾蒙不足」的因素！

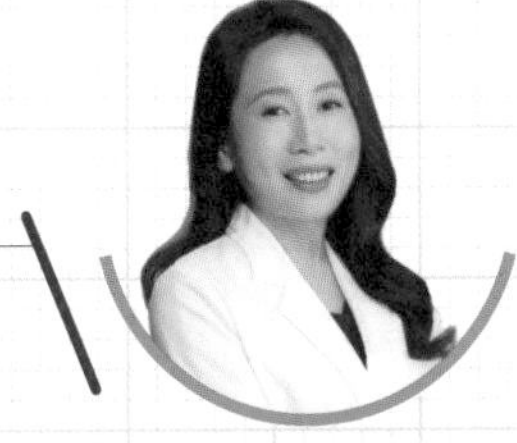

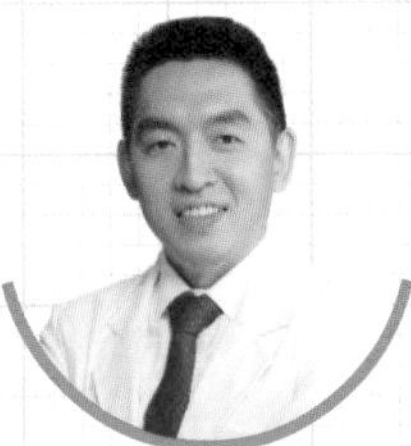

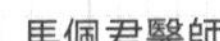

馬佩君醫師　林奇玄醫師

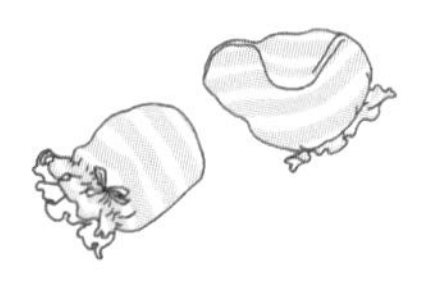

早期流產，眞的是準媽咪的惡夢！懷孕初期不穩定，流產誰都不願意！

然而黃體素不足、泌乳激素過高、荷爾蒙異常，都會造成流產。

懷孕初期不正常出血可能是荷爾蒙異常影響

有難孕、不孕、習慣性流產的女性，在排除不孕的各項原因時，我都會建議增加「荷爾蒙檢測」，查看身體荷爾蒙變化，是否會影響懷孕。

荷爾蒙異常，最好的參考是過往的月經史和懷孕、或流產史。因爲荷爾蒙異常而造成的流產，常會出現懷孕初期有不正常出血、或流產、或胚胎死亡。大多發生在第五週～八週前後。

而荷爾蒙異常，在月經上也可能會出現「異狀」，例如：月經週期縮短、或排卵後出現的不正常出血。

其他可見的症狀，有：如果男性荷爾蒙過高，有好發青春痘、皮膚油脂、容易掉頭髮及多毛等現象。若泌乳素過高，可能有不正常乳漏，黃體期乳房脹痛或不正常出血等現象。而多囊性卵巢疾病可能會有月經不規則，好發青春痘、肥胖等現象。

正常月經週期的荷爾蒙變化

女性荷爾蒙對於女性從青春期、懷孕哺乳期、到更年期，都扮演重要的角色。主要由卵巢所分泌，分爲雌激素及黃體素。雌激素稱爲動情激素，促使女性性徵的發育成熟；而黃體素又稱作是助孕激素，協助受精卵著床成功 。

在月經週期中，共有四個階段：「月經期」、「濾泡期」、「排卵日」、「黃體期」，由不同激素的交互作用而來。

月經來潮到濾泡期之間會分泌「雌激素」，刺激濾泡成熟破裂排卵，等到第 14 天開始排卵後，剩餘的濾泡細胞會形成外觀類似蛋黃的黃體，開始分泌大量的「黃體素」，主要作用是平衡雌激素，增加子宮內膜厚度，形成有利於胚胎著床的環境。

雌激素

在月經來潮時，濃度不高，之後會非常緩慢上升，到了月經週期的第 12 天左右會升到最高值，這時候就是排卵期。24 小時後濃度下降，並於一周後達到另一高峰，剛好與黃體活性最高的時期同步。（月經週期內，會共有兩次高峰。）

黃體素

和雌激素一樣，在月經來潮時，濃度都不高。而到了排卵時，會有突然的攀升，並在月經週期的第 20~22 天時到達高峰，之後又再急劇下降。在排卵期時，子宮頸會因爲雌激素的作用，會產生適合精蟲往前游動的介質，而使陰道分泌物增多，讓陰道的酸性降低，有助於於精子充滿生命力的往前衝，順利經過陰道。

荷爾蒙對懷孕的影響及檢測方向

雌激素 (E2) 的功能：

- 俗稱女性荷爾蒙，是卵巢卵泡細胞所分泌的類固醇激素。
- 可反映卵巢情況。
- 促進子宮內膜增厚。
- 在月經第 2.3 天時，最好低於 75 pg/mL，過高的 E2，最好進一步檢測原因。
- 超過 75 pg/mL 時，建議以超音波確認有卵巢無水瘤的跡象。
- 卵巢水瘤症是婦科常見的病症，經常會自行消退，必要時可以用藥物輔助
- 試管療程期間，檢測卵泡發育狀況。

黃體素 P4(Progesterone）的功能：

- 由黃體細胞所分泌，排卵後濾泡轉變成黃體細胞，並分泌黃體素，促使子宮內膜增厚、穩定，以利於卵子著床。可說是「胚胎著床成功的守護神」！
- 月經來潮前一週，會出現少量出血，代表黃體素不足。
- 黃體素不足，容易亂經，子宮內膜較薄、較不穩定，子宮內膜容易脫落。若懷孕，也易發生胚胎著床失敗、流產、不利於受孕、難孕的情況。
- 因子宮收縮易誘發胚胎流產，黃體素能抑制子宮平滑肌收縮。
- 足夠的黃體素能降低發炎反應，增加抗發炎因子。

正常月經週期荷爾蒙變化

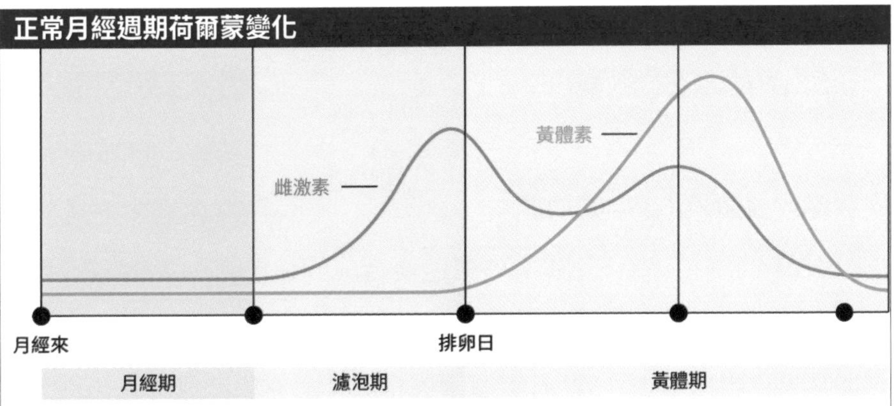

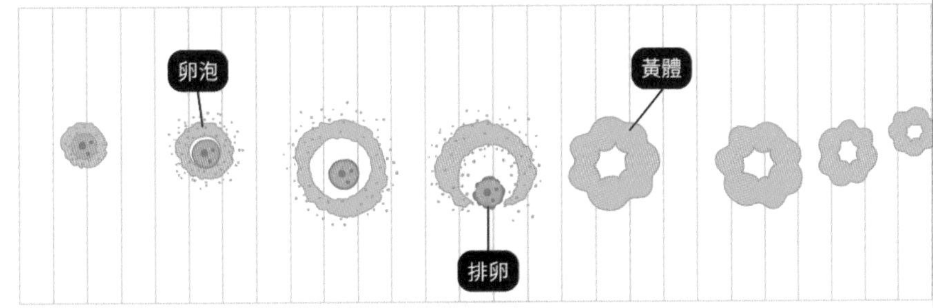

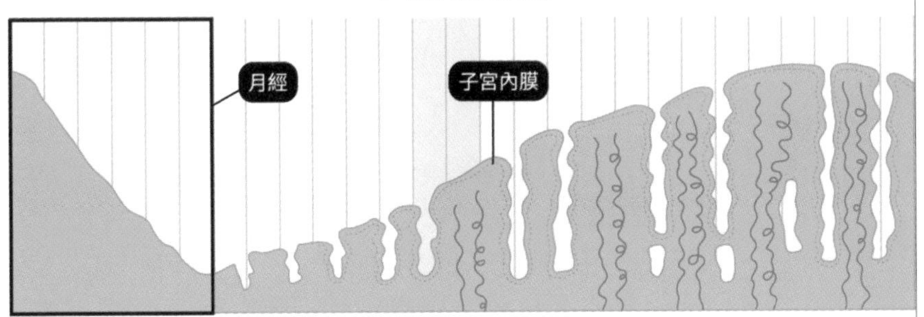

雌激素：

月經期（低）▶濾泡期（增高）▶卵日前最高▶排卵日▶下降▶
黃體期與黃體素一起略增▶尚未懷孕（下降）

黃體素：

月經期（低）▶卵泡期（低）▶拍卵日後逐間增高▶
黃體期與雌激素一起增高▶尚未懷孕（下降）

- 測量黃體素在月經週期表現，可以偵測排卵及評估黃體期，可對於生育能力進行判斷。

促黃體成長激素 (LH) 的功能：

- 性腺激素的一種，在腦下垂體前葉合成的荷爾蒙，受促性腺激素釋放素 (GnRH) 調控。
- 促黃體成長激素 (LH) 血中濃度增加時，可促使卵巢釋放出卵子，在月經第 2、3 天時，血中濃度應維持在低點。
- LH 的濃度在月經週期的中間點會最高， 促使卵巢排卵並形成黃體，產生黃體素。
- LH 的檢測可以用來了解下視丘—> 腦垂體—> 生殖系統內的功能是否出現問題。

促濾泡成長激素 (FSH) 的功能：

- 性腺激素的一種，腦下垂體合成並分泌的激素，屬於醣基化蛋白質激素類，負責刺激濾泡成熟，進而排卵。
- FSH 與 LH 相互協同作用，調控及刺激性腺 (卵巢) 的生長和功能。
- 當隨著年齡等因素影響，濾泡數量越來越少，腦下垂體就會提高 FSH 的分泌量，因此 FSH 數值可以反應出卵巢殘存的功能。

一般狀況來說，

健康生育年齡女性，FSH 應小於 10，

FSH 10-25：小心卵巢功能退化中

若年紀尚輕但FSH偏高，會建議加驗抗穆勒氏管荷爾蒙（AMH），兩種指數對照，可有助於檢測是否達卵巢早衰，或是腦下垂體的問題。

「濾泡刺激素」與「黃體化刺激素」比值 (FSH/LH) 對懷孕有什麼影響？

過高的比值，會高度懷疑是否爲「多囊性卵巢症 (PCOS)」的可能性。

FSH 與 LH 一起結合測定可用於以下症狀：

判定是否有染色體變異的先天性疾病，例如：透納氏症候群 (Turner's syndrome)、多囊性卵巢 (PCO)、無月經症、疑似「雷迪氏細胞機能不全」。在男性，性腺刺激激素水平的下降，可能會是「無精子症」。

建議合併透過腹部超音波檢測、抽血檢測睪固酮、詢問月經史，判斷月經是否不規則，以及加上抗穆勒氏管荷爾蒙 (AMH) 等檢驗來做荷爾蒙是否異常的綜合判斷。

其他生殖荷爾蒙對懷孕的影響？

泌乳激素 (PRL)Prolactin

- 泌乳激素由腦下垂體前葉所分泌的蛋白質激素。
- 可以促進乳腺的生長發育和分化、泌乳。

在懷孕期間，泌乳激素受到黃體素和雌激素的製造增加的影響而上升，對於乳腺的刺激作用，讓孕媽媽在產後可以順利的產生乳汁分泌。

透過抽血可檢測泌乳激素在血液中的濃度。若濃度過高，會干擾助孕相關荷爾蒙，抑制卵巢類固醇的生成以及腦垂體促性腺激素的製造，抑制排卵，或無月經症、甚至不排卵，導致不孕。

若患有乳癌或腦垂體腫瘤時，也會檢測泌乳激素。

泌乳激素會受情緒、生活壓力、作息等因素影響而偏高。

人絨毛膜促性腺激素（B-HCG）

HCG 含有兩個次單元 (a 與 B 鏈)，這兩個次單元相連在一起以成爲完整的激素。

懷孕時，HCG 將在胎盤裡被合成。所以，懷孕初期可透過驗尿方式，檢驗 HCG 值是否升高，判斷懷孕與否。

HCG 值升高，若非懷孕，可以作爲判斷絨毛膜癌 (Chorionic carcinoma)。另外，若孕媽媽 HCG 值異常升高，可判斷是否爲葡萄胎 (hydatiform mole) 或多胞胎的指標。

懷孕初期的孕媽媽，若抽血檢測 HCG 值明顯低下，或連續監測有呈下降趨勢，則可能會有流產的先兆，需緊急處理，投藥安胎。

睪固酮 (Testosterone)

睪固酮是雌激素的原料。

●過高的睪固酮須留意是否爲「多囊性卵巢症」的可能。

抗穆勒氏管荷爾蒙（AMH）

●檢測女性卵巢排卵狀況，以及是否爲「多囊性卵巢症」的篩檢

●指數偏高：懷疑多囊性卵巢症

●指數偏低：懷疑卵巢早衰

荷爾蒙如何影響免疫不孕？

母體和胎兒免疫系統之間，存在著高動態的合作和相互配合的影響。而「荷爾蒙激素可以影響 NK 細胞中的「Th 細胞』的分化！」

前幾章提到過，懷孕期間如果 T 細胞激增，容易導致流產或不孕。其中，T 細胞又分爲 Th1 和 Th2，兩者會互相制衡。

Th1 促進細胞免疫反應，會消滅外來入侵的細菌病毒，使人體免於感染生病。當 TH1 活性過高，不僅會對入侵的病菌啓動免疫反應，還會攻擊周遭身體細胞，變成「誤殺自己」的尷尬情況，引發「自體免疫疾病」（如紅斑性狼瘡）

Th2 則不會分辨外來入侵者，不管是否爲病原體，會將原本無害的物質誤判具威脅性，都會全部撲殺。例如：異位性皮膚炎、過敏性鼻炎、氣喘等。所以，Th2 過量，會產生免疫球蛋白 E（IgE）抗體，形成過度免疫的情況。

正常情況是 Th1=Th2，但如果 Th1>Th2，容易有自體免疫疾病。Th2>Th1，則易有過敏性疾病。

對於 Th1 影響的自身免疫性疾病的女性，例如類風濕性關節炎和多發性硬化症，在懷孕期間、或產後會出現症狀復發和惡化的情況。

Th2 誘導的疾病，例如視神經脊髓炎障礙，在懷孕期間會惡化。

因此，研究發現，在懷孕期間，「雌激素」會大量增加。如果「低」雌激素會促進 Th1 反應，而「高」雌激素促進 Th2 反應 。

然而，「黃體素」升高，則會抑制懷孕期間的 Th1 反應 ，並可以誘導 Th2 型細胞因子（例如，IL-4 和 IL-5）進一步增強對 Th2 的激化。

因此，接受黃體素治療的孕媽媽，在體內 IL-10 （抗炎細胞因子）指數較高，這項檢測反應支持黃體素可能產生「抗發炎」的結果。

另外，人絨毛膜促性腺激素 (HCG) 增強了 B 調節細胞（ Bregs）的功能，因爲 HCG 會誘導 B 細胞中 IL-10（抗炎細胞因子）的產生，主要作用可能是抑制母體 Th1 反應，從而防止對胎兒的同種異體反應。

因此，若習慣性流產、或不孕症婦女，在備孕階段和懷孕期間，透過抽血檢測，密切監控生殖相關荷爾蒙的狀態，並輔以「黃體素」預防性治療，也能讓有免疫不孕的女性能夠重獲那 1% 懷孕的機會。

什麼時候適合做荷爾蒙檢測？

月經第 2-3 天：

- 透過血液檢測荷爾蒙狀態
- 觀察荷爾蒙是否異常偏高的最佳時機，這時候，黃體素和雌激素等荷爾蒙都應該會降到最低點，有助於觀察異常偏高的現象。
- 檢測項目有：濾泡刺激素 (FSH)、黃體化刺激素 (LH)、雌激素（E2)、黃體素 (P4)、泌乳激素 (PRL)、睪固酮 (Testosterone)

排卵期：

- 透過血液檢測荷爾蒙狀態
- 檢查項目：黃體化刺激素 (LH)、雌激素 (E2)、黃體素 (P4)

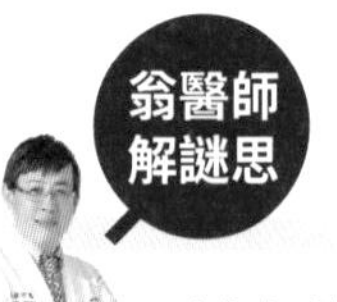

補充黃體素，是否能預防早期流產？

這項議題在醫學界已爭論許久。但針對有習慣性流產、月經來潮前，常會有少量出血、或已懷孕但出現懷孕初期出血的準媽咪、或接受試管嬰兒療程的孕婦，我都會建議「預防性投藥」補充黃體素，可以幫助子宮肌肉放鬆、抑制子宮收縮，預防習慣性流產、幫助穩定胚胎及胎兒。

Chapter

16

免疫不孕門診最常見的疾病：

甲狀腺功能異常

身處在節奏快速、工作忙碌、「壓力山大」的外商銀行工作，Sophie 只覺得容易心悸、神經緊繃，結婚多年無法順利自然懷孕，沒想到試管療程二次也都宣告失敗。

已經 38 歲的她，看著親友們一個個懷孕生子，「怎麼我要懷孕就是這麼困難！」求子路好艱辛，最後抽血才驗出「甲狀腺抗體」指數偏高，影響受孕！

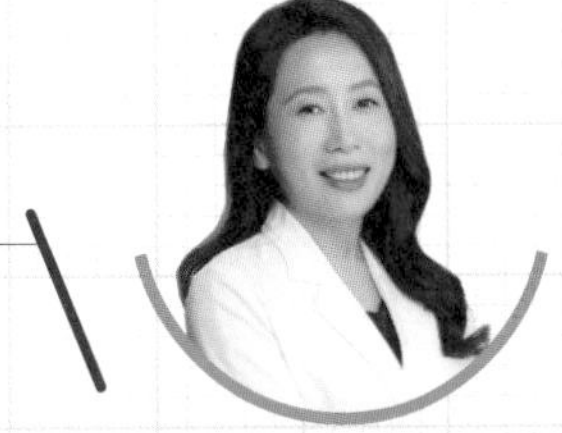

馬佩君醫師

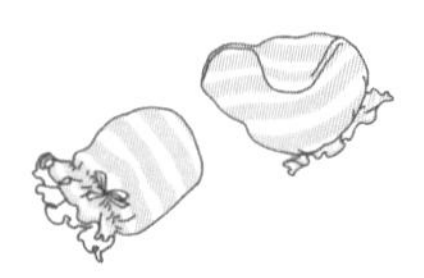

甲狀腺掌控著人體新陳代謝的功能，所以，一旦甲狀腺功能異常，無論是甲狀腺低下或甲狀腺亢進，都會影響懷孕。包含常見的：橋本氏甲狀腺炎 (Hashimoto’s thyroiditis) 和葛瑞夫茲氏病 (Graves' disease)。

甲狀腺異常對懷孕的影響

甲狀腺亢進：容易呈現神經質、心悸燥熱、甲狀腺腫大，以及「月經量少或無月經」的現象。

甲狀腺低下：容易「月經量過多過長」、全身無力、皮膚乾冷、嗜睡和易脫髮等症狀。

當甲狀腺呈現亢進或低下時，都會使性荷爾蒙結合蛋白 (SHBG) 分泌異常，進而間接或直接影響到下視丘 - 腦下垂體 - 卵巢 (HPO) 的荷爾蒙調控，造成月經異常和卵巢「不排卵」。

所以，甲狀腺功能異常，會導致無法排卵，沒有卵子，自然也不可能受孕了。臨床上發現，許多免疫不孕的患者中，不少是有甲狀腺功能異常。

甲狀腺亢進對懷孕的影響：

1. 流產、早產，提高子癲前症發生機率
2. 懷孕時，如果沒有控制好甲狀腺異常，嚴重會造成媽媽心肺功能衰竭而死亡。

3. 胎兒易心跳過快，生長遲滯，或是有先天異常、嚴重會胎死腹中。

甲狀腺低下對懷孕的影響：

1. 導致排卵異常，因此不孕的機率較高。
2. 懷孕後甲狀腺仍低下，則會增加流產機率。
3. 胎兒中樞神經系統容易異常。

甲狀腺功能檢查有哪些？

臨床上常用檢測甲狀腺功能的檢查如下，透過抽血檢驗，不需空腹，就可知道身體甲狀腺是否異常：

1. 甲狀腺促進激素（TSH）

腦下腺釋出 TSH，它是甲狀腺素的中樞調控機制。TSH 於甲狀腺的合成與分泌的所有階段都有刺激作用。它也具有增生的作用。因此，TSH 的測定可作為甲狀腺診斷的初步測試。特別適合用於早期甲狀腺異常的檢測、或排除下視丘、腦下腺與甲狀腺之間的中樞調控迴路內是否異常。

2. 甲狀腺球蛋白抗體 (anti-thyroglobulin antibodies, ATA)

一旦在體內產生，會和甲狀腺球蛋白結合，影響甲狀腺素的製造及正常功能。高達 90% 的橋本氏甲狀腺炎可在血中測得 ATA 升高的現象；部分葛瑞夫茲氏病 (50-70%) 也可發現升高的 ATA。

3. 甲狀腺過氧化酶抗體 (anti-thyroid peroxidase antibodies, anti-TPO Ab)

它能夠催化甲狀腺素在合成過程中，甲狀腺球蛋白上酪氨酸 (tyrosine) 的碘化作用 (Iodination) ，合成 T4、T3。anti-TPOAb 會和甲狀腺細胞的微粒體部份結合，抑制 TPO 而導致甲狀腺素低下；而幾乎所有的橋本氏甲狀腺炎的病例及大部份葛瑞夫茲氏病 (50-80%) 都有 anti-TPOAb 升高的現象。

4. 甲促素受器抗體 (anti-TSH receptor antibodies, anti-TSHR Ab)

是一種刺激性抗體，一旦淋巴球產生此種自體抗體，會導致甲狀腺的 TSH 受體因結合過多，而過度分泌甲狀腺素，引發甲狀腺功能亢進。

超過 80% 的葛瑞夫茲氏病患者體內存在 anti-TSHR Ab。由於該抗體是屬於 IgG 類型，它們可以通過胎盤並造成胎兒的甲狀腺疾病。因此，有甲狀腺病史的病患，在懷孕時測量 anti-TSHR Ab，對於評估新生兒的甲狀腺疾病風險是重要的。

5. 游離甲狀腺素 （Free T4 ，FT4)

甲狀腺素 (Thyronine, T4) 是主要的甲狀腺荷爾蒙，經由甲狀腺分泌到血液中，和三碘甲狀腺素 (triiodothyronine (T3)) 最重要的功能，就是在於調節身體代謝的速率。它會影響心血管系統、生長，骨骼的代謝，以及性腺功能和神經系統的正常發展。

當疑似甲狀腺失調時，建議 FT4 與 TSH 一起檢測，也可以用來監控甲狀腺抑制治療的結果。

甲狀腺功能抽血監控、治療及復發預測，改善免疫不孕

甲狀腺功能異常是一種干擾正常卵巢功能的疾病，偏偏它又是免疫不孕門診最常見的疾病，且很多確診的女性都「無明顯症狀」。所以，常聽到許多病患說：明明每年的健檢報告都很正常，卻無法順利懷孕！只能透過抽血檢查甲狀腺功能異常而確診。

在臨床上常發現，子宮內膜異位症相關的不孕症患者，TPO-Ab 陽性的相對風險顯著增加，在抗 TPO 抗體陽性的女性中更爲常見，且流產的風險更明顯偏高。

所以，抗甲狀腺抗體陽性的患者與無抗甲狀腺抗體的患者相比，在試管療程中，受精率、著床率和妊娠率顯著降低，流產風險較高。

因此，我常建議，不孕症患者進行 TSH、游離 T4 和 TPO-Ab 的系統篩查，評估甲狀腺功能是否異常，並監控、治療及復發的預測，對於免疫不孕有很好的治療。

甲狀腺功能對懷孕、以及對媽媽、寶寶都有很大的影響，若自體抗體異常過高會造成胚胎著床不易，或容易流產。雖說甲狀腺功能異常，對懷孕有一定程度的影響，但可透過一～二年的治療，讓甲狀腺恢復功能，也能順利擁有個健康的寶寶喔！

所以，建議檢測異常的孕媽媽，在懷孕前需積極接受治療，並服用甲狀腺藥物，控制甲狀腺異常，並適度的舒壓，將甲狀腺機能控制在正常之內，懷孕過程中，也應定期追蹤甲狀腺功能、及抗甲狀腺激素抗體的變化，讓母子均安！

但如果在治療期間，發現「懷孕了！」這時候，孕媽媽千萬不能自行停藥。在孕期階段，會給予最安全的藥物，例如：口服Propylthiouracil（PTU），針對不同狀況調整藥物劑量。配合醫師定期追蹤，隨時調整藥物劑量，才能確保孕媽媽及胎兒的健康。

在備孕階段、懷孕初期、中期、後期，都須密切追蹤甲狀腺功能相關指數。在備孕階段定期追蹤甲狀腺指數，不管是甲狀腺亢進、或低下，只要對症下藥，都可讓月經和排卵功能恢復正常，提高懷孕的機會，甚至可以避免懷孕時，因甲狀腺功能異常所造成的流產遺憾。

Chapter

17

挑選健康胚胎的第一步：

GENETICS 染色體基因檢測

Daisy 今年 43 歲，求子之路居然已經長達 10 年了。懷孕及流產次數也超過五次、試管療程也進行了四次，每一次她都是鼓起勇氣嘗試，但總是一次次流產失敗。

Daisy 不但有免疫不孕的問題，在孕期前後，也嘗試各種免疫用藥，但最後都還是沒有成功。

這次，在我評估高齡＋免疫不孕，建議 Daisy 先透過 PGT-A 技術檢測，確定有健康胚胎後，再植入子宮，之後輔以免疫用藥，終於檢測到一顆正常胚胎，植入後成功著床並度過了三個月。

孕期中，運用中西醫輔助治療，終於讓免疫問題逐一克服，Daisy 的求子之路總算成功，讓他們夫妻終於抱得一個可愛的小王子！

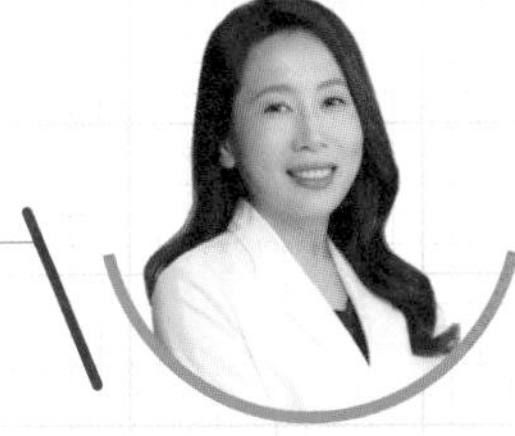

馬佩君醫師

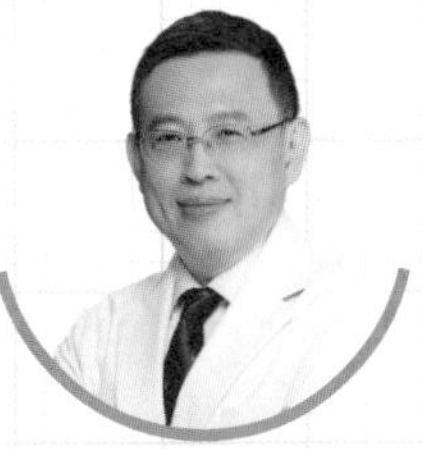

翁紹評醫師

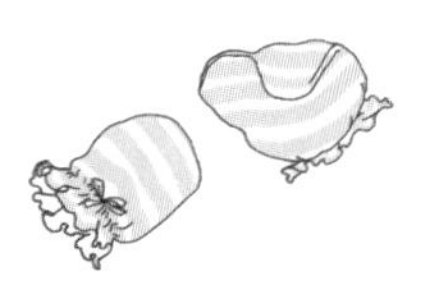

已經 45 歲的高齡產婦 Rita，因免疫問題，遲遲無法順利懷孕。終於有一次取到 A 級卵，也順利植入，並持續進行免疫球蛋白 (IVIG) 的用藥療程。但在懷孕第 16 週羊膜穿刺檢測到胎兒是唐氏症寶寶。無奈之下，只好進行流產手術，但卻在手術後，因多重感染而不幸離世。

這是一個將近二十年前，令人心碎的案例。

如果那時候能做染色體基因檢測，確認胚胎染色體有異常狀況，避免無謂的用藥，也許這個媽媽還能活著！

這也讓我逐漸相信，染色體基因檢測，在人工生殖上的重要性！

植入成功的首要：選一個優質胚胎

「醫生，請問這次我要植入哪個胚胎？要植入幾個胚胎？」在門診我們最常聽到患者這樣詢問。

在評估不孕的原因時，我都建議要把一項項因素（如：卵子、精子、胚胎、子宮等）逐一排除。根據研究，每七對夫妻就有一對有不孕的問題，而有超過一半的初期懷孕流產、不孕症，都是和「染色體異常」有關。就像種植物一樣，如果「種子」本身品質不好，給再好的土壤、再多的肥料，也不會長好，甚至枯萎、或不發芽。

所以，如果在胚胎著床前就發現染色體異常，挑選一個優質的胚胎植入，不僅懷孕率會提高，同時，也可以降低植入胚胎的數目，減少多胞胎的發生機率，也讓備孕夫妻提早了解寶寶基本狀態。

傳統的判斷胚胎「好不好」的方式，是透過顯微鏡觀察胚胎的「外觀型態」來分級，但目前已有多篇研究證實，胚胎外觀型態和染色體正常度之間的關係並非絕對，有可能外觀正常，但染色體卻是異常，而且常常是「魔鬼隱藏在細節裡」。

另外，根據研究，超過 40 歲以上婦女，有超過一半的胚胎染色體是異常的。所以，如何能在植入前篩選出染色體數目正確的胚胎，已成爲一個重要的議題。

爲了挑選出優質的胚胎，生殖醫學技術就出現了 preimplantation genetic screening (PGS)：「胚胎著床前染色體」篩檢。

在美國一些最早做免疫不孕治療的診所，多數都會合併做染色體的基因檢測，如果有免疫不孕問題，而沒做 PGS 檢測，或是胚胎基因本身就有問題，免疫治療效果將會大打折扣，甚至做「白工」！

什麼是 PGT-A（PGS）染色體基因檢測？

正常人體細胞有 23 對染色體 (包含：22 對體染色體和 1 對性染色體)， 而人體內全部的遺傳物質 (基因體 : genome) 是分佈在個別染色體上面。每一條染色體上面帶有不同的基因，而基因的基本構造是 DNA。

染色體數目過多、或過少，就會造成疾病或發展異常。例如：在第 21 對染色體多一條是「唐氏症」，第 18 對染色體多一條是「愛德華氏症」等。

PGT-A（等同舊稱 PGS）（胚胎著床前染色體篩檢），是將在試管療程中，胚胎發育至第三天進行「胚葉細胞切片」採樣，或是在更理想的狀況下，培養至第五天囊胚期，以切片的方式取一部分胚胎外胚層的細胞（滋養層細胞），送交實驗室進行染色體分析。

我們的醫療實驗室是採取世代定序（Next Generation Sequencing, NGS）平台，擁有較高穩定性，取代傳統晶片式檢測，可以更精準的預測胚胎健康，挑選出染色體數量正常的胚胎。

PGT-A 可以有效在植入前檢查胚胎染色體數目是否正確，植入優質的胚胎來提升懷孕率。但是礙於檢驗解析度及不同切片時期的細胞鑲嵌影響，它並不能取代現有的產前遺傳檢查項目，如：絨毛膜取樣、羊膜穿刺、羊水晶片等檢測。

適合進行 PGT-A 的對象：

- 34 歲以上之高齡產婦
- 曾流產兩次以上
- 屢次人工受孕失敗
- 有染色體異常或染色體轉位之家族史
- 想要避免胎兒染色體異常

如今，PGT-A 的技術已發展至第三代，根據著名不孕症期刊《人類生殖》(Human Reproduction, Vol.30, No.2 pp. 473–483, 2015) 發表針對 PGT-A 和懷孕率的研究分析發現，若單純以外觀作為胚胎品質指標和以外觀加上染色體篩檢的族群相比，不論是在著床率和懷孕率，使用 PGT-A 檢測都有明顯的提升。

愛群實驗室從小細節找出大關鍵，致力突破不孕症所面臨的生育問題，我們發現PGT-A（胚胎著床前染色體篩檢）成功要具備三要素：

1. 良好的細胞培養環境
2. 成熟的細胞切片和冷凍技術
3. 準確的染色體檢驗方式

遺傳疾病得靠 PGT- M檢測

然而，PGT-A 並非萬能，它主要是檢測染色體數目 (23 對）、染色體套數是否異常，其他如：單一基因疾病，如血友病、肌肉萎縮症、地中海型貧血、小腦萎縮症等，染色體平衡轉位、倒置、環狀染色體，染色體微小片段缺失，DNA 定序錯誤等和多倍數染色體等問題，這些遺傳疾病因所影響的層面比單看染色體數目更加精細，且大部分並不會直接造成整條染色體數目的增減，無法藉由 PGS 檢測出來。

因此，生殖醫學技術發展到 PGT-M（PGD）檢測，更深入探究染色體異常的遺傳疾病問題。

PGT-M:PGT for monogenic/single gene defects 簡寫為 PGT-M，

用於檢測單基因缺損的疾病，等同於 PGD 檢測。

在胚胎植入前所施行的基因診斷技術，可避免植入具有基因異常的胚胎。

一般來說，如果父母雙方都帶有單一基因遺傳疾病的家族，都需等到懷孕一定週數後，再以侵入性進行基因檢查。如絨毛採樣約 10 週後採檢，或羊膜穿刺是在懷孕滿 16 週進行採檢，才能得知胎兒是否正常。若結果爲胎兒患有遺傳疾病，則會中止妊娠，但對媽媽來說，這中間經歷太長時間的身心煎熬。

因此，有雙方家族遺傳疾病的孕媽媽，可利用 PGT-M 技術，將檢測提早於胚胎著床前，經由基因診斷，挑選無基因異常的胚胎植入母體，可避免生下帶有基因缺陷、具有相同遺傳性疾病的寶寶。

染色體檢測會影響胚胎嗎？

「PGT-A 或 PGT-M 檢測，做胚胎切片安不安全？會不會傷到胚胎？」

畢竟 PGT-A 或 PGT-M 檢測，都還是屬「侵入性」的療程，所以，還是有不少人會擔心切片過程，是否會對胚胎著床及後續發育有影響？

其實，這項技術從 1990 年全球首例由胚胎切片檢測遺傳疾病後所誕生的試管嬰兒，至今胚胎切片的技術發展已經十分成熟。相關研究結論證實，PGT-A 或 PGT-M 技術似乎不會對胚胎有過度的傷害。若是以實驗室的角度來看，利用縮時攝影發現，大部切片後的胚胎，在成長一段時間後，都會進行「自我修復」。所以，這項檢測技術，目前傷害到胚胎的機率很低。

揪出異常染色體，提高懷孕率

我常拿著名物理學家愛因斯坦曾說過的一句話「上帝不擲骰子」舉例，「凡有因必有果」，所以，難孕、不孕、習慣性流產，一定

PGS 技術演進

PGT-A（PGS） 第一代：

螢光雜交染色體技術 (fluorescent in situ hybridization, 簡稱 FISH)

PGT-A（PGS） 第二代：

比較基因體雜交法 (Array-CGH)

PGT-A（PGS） 現在已發展至第三代：

次世代定序 (Next-generation sequencing，簡稱 NGS)

PGS 技術演進

PGT-A（PGS）（胚胎著床前染色體篩檢）

PGT-M（PGD）（胚胎著床前基因診斷）

2006 年，國際監測輔助生殖技術委員會（ICMART）發表：

PGS：胚胎著床前染色體篩檢

PGD：胚胎著床前基因診斷

2017 年，發表了最新術語表

PGT: Preimplantation genetic testing（胚胎植入前基因檢測）

1.PGT-A:PGT for aneuploidies

簡寫為 PGT-A，用於檢測發散性的染色體非整倍體。等同於 PGS 檢測。

2.PGT-M:PGT for monogenic/single gene defects

簡寫為 PGT-M，用於檢測單基因缺損的疾病。等同於 PGD 檢測。

3.PGT-SR:PGT for chromosomal structural rearrangements

簡寫為 PGT-SR，用於檢測染色體結構異常。

都有背後隱藏的原因，找出原因才能徹底掌握那不到 1% 的懷孕機率。

雖然，醫師不是上帝，PGT-A 或 PGT-M 也非萬能，但可透過 PGT-A 或 PGT-M 更加了解 胚胎染色體狀況。當植入失敗後，也才能完整把所有可能的因素都納入考量，而不是單純只用「機率」來判斷流產的原因。

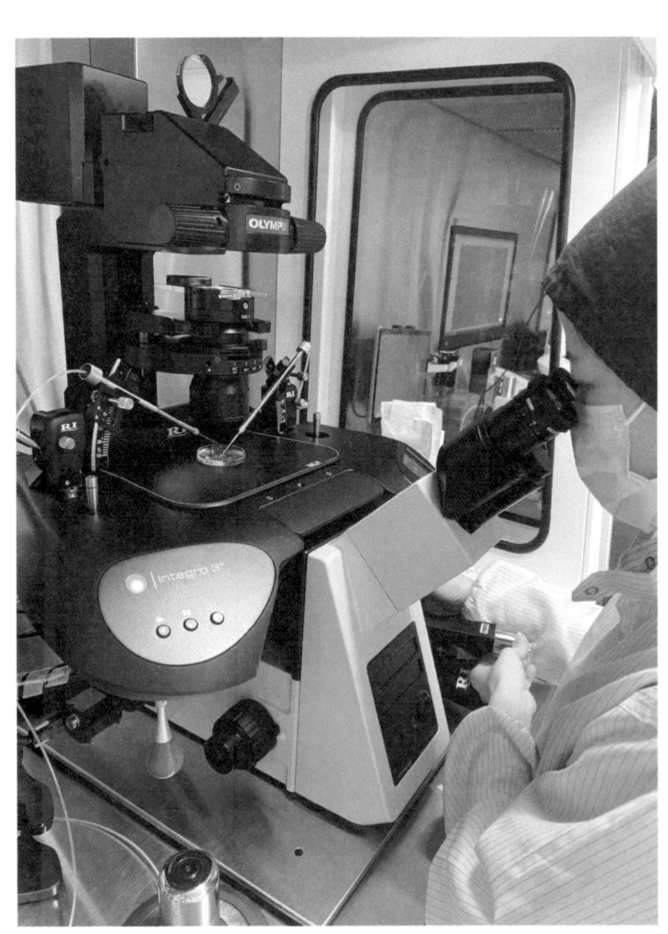

PGT-A 或 PGT-M 染色體基因檢測流程

1 由醫師進行諮詢、檢查、與評估。
瞭解PGT-A的相關風險，
並簽署PGT-A同意書。

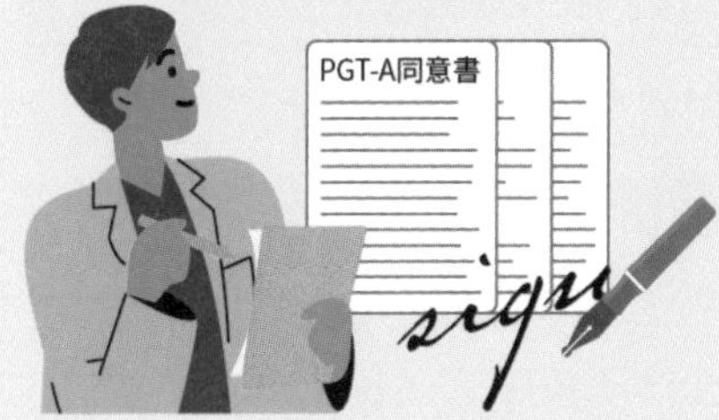

2 正式進入試管嬰兒療程。
約在月經週期第 12-14 天取卵。
實驗室進行精卵受精與胚胎培養。

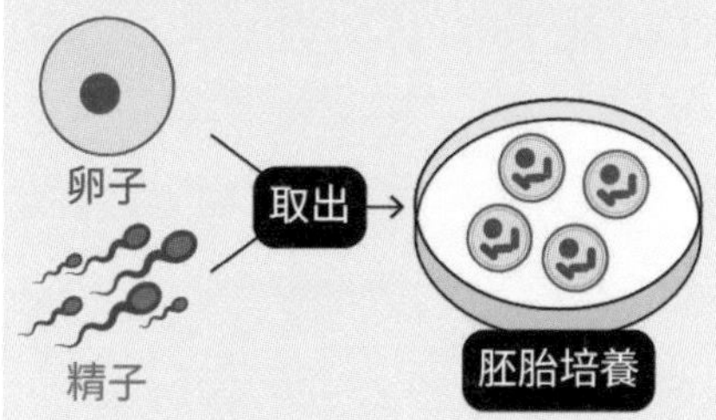

3 第3-5天：八細胞期～形成囊胚期
胚胎，進行胚胎採樣切片。

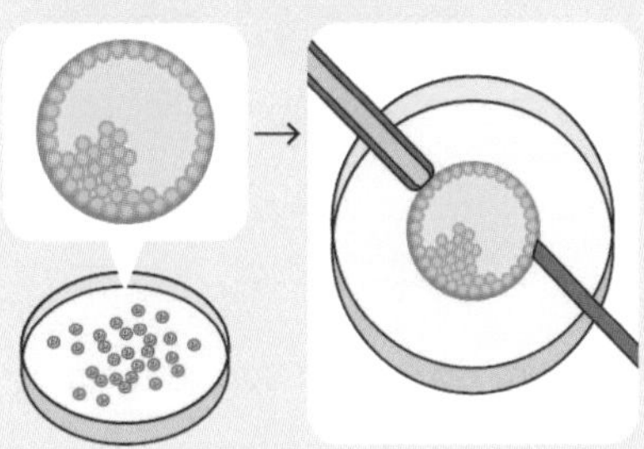

4 採樣細胞送檢進行 PGT-A篩檢，
約需14個工作天。

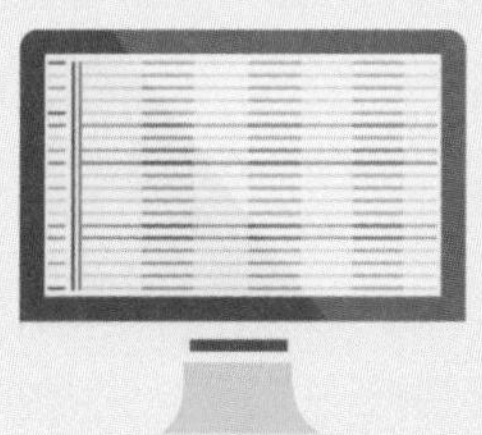

5 挑選不帶染色體套數異常的胚胎，
再進行植入。

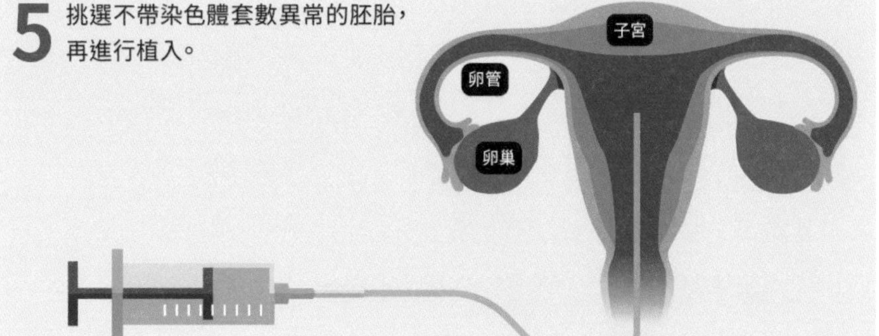

note

Chapter

18

身體免疫轉變，更要注意避免感染！

生殖道Infectious Disease 感染檢測

Branda 因免疫不孕問題，懷孕期狀況不太穩定，免疫用藥療程打針吃藥持續進行。但沒想到懷孕到了 17 週，某天上班時，Branda 突然一陣肚子痛，緊急送醫才發現「子宮收縮」，有早產跡象。

對於免疫媽媽來說，懷孕 17-18 週是個「關卡」，在免疫療程中，用藥更需小心謹慎！因此，Branda 的問題，第一件事就是分辨是否有「感染」問題。因為在免疫不孕療程中，因用藥關係身體的免疫機制被抑制到很低，簡單來說，就是免疫媽媽很容受到感染。這的確很兩難。如果免疫媽媽不用藥，流產機率會大幅增加。用藥則增加感染風險。

所以需先確定是否有感染，這很重要！透過感染檢測，Branda 是因陰道感染，造成早發性子宮收縮。在運用抗生素療程治療後，早產危機就解除了！而感染問題處理好後，就可再回頭檢測免疫是否還有問題。

（翁紹評醫師）

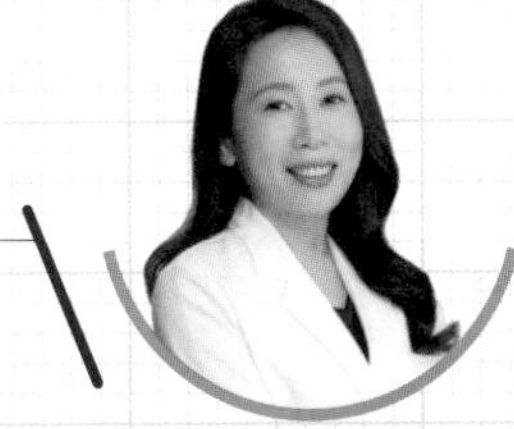

馬佩君醫師

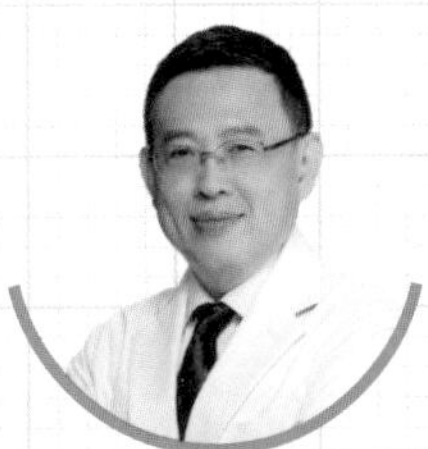

翁紹評醫師

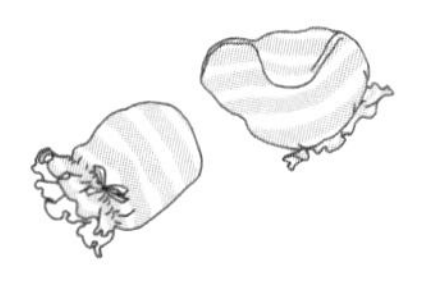

免疫媽媽如果又碰到感染問題，狀況就不太妙了！

原本就有反覆陰道炎問題的 Chloe，懷孕 6 週時，陰道分泌物有點增加，當時不覺得有什麼嚴重性、也不當一回事，沒想到會因此突然發燒，還差點流產了！

「怎麼會因爲陰道細菌感染、陰道發炎，危及寶寶？」

還好及時安胎、投以抗生素，才保住寶寶。

不過，Kelly 就沒那麼幸運了，懷孕中期因爲陰道炎反覆感染，居然引起子宮收縮、羊水感染、甚至早期破水，才 24 週，寶寶就早產了。

免疫媽媽千萬別輕忽小小的細菌、病毒的感染，感染不僅可能會造成流產、寶寶早產、甚至死胎的危險，千萬不可不慎！

造成感染的原因有哪些？

懷孕期間，因身體免疫轉變，更容易受到感染！

影響懷孕的全身性感染包含瘧疾、布魯氏菌病、巨細胞病毒和人類免疫缺陷病毒、登革熱、流感病毒、以及陰道感染等。這些感染透過病毒、細菌、寄生蟲，讓懷孕流產的風險增加。

儘管造成感染的病毒很多，但目前臨床研究發現，腺病毒、博卡病毒、C 型肝炎和生殖支原體等的感染，目前似乎不會影響懷孕流產。

而沙眼衣原體、弓形蟲、人乳頭瘤病毒、單純皰疹病毒、細小病毒 B19、B 型肝炎和多瘤病毒、BK 感染的影響仍然存在爭議，因爲一些研究顯示，這些病毒也會讓懷孕流產風險增加。

台灣孕媽媽常見的感染

懷孕與感染的關聯，也和地區有關。在台灣比較常見的就是「陰道炎」感染的影響。德國麻疹、梅毒病毒的感染也會造成流產，但這兩項檢測，目前已經納入常規的產檢之中，讓孕媽媽的流產頻率有所下降。

關於陰道炎，除了在懷孕前就已經反覆感染之外，最常見就是在懷孕中期發生。這時候，因孕媽咪體內的荷爾蒙會較明顯上升，分泌物開始變多，陰道感染的機率也增加。

隨著懷孕後期，因身體的體態改變，讓陰道較之前變得溫暖潮濕，使得黴菌、細菌更易滋生，一旦分泌物變多，陰道感染機率也會上升，這時候就需提防羊水感染、破水的可能性，以免早產發生。

常見的陰道炎感染，主因多為「披衣菌」感染（Chlamydia trachomatis），會引起女性骨盆腔發炎、子宮內膜炎、輸卵管炎，重則造成內膜發炎、輸卵管阻塞、甚至流產、懷孕困難、或不孕症。

這是全世界最常見的性傳播細菌疾病，流行率很高，估計 2005 年全世界有超過 1 億新病例（世界衛生組織，2011）。美國孕產學會也統計，約 1~3 成孕婦會感染細菌性陰道炎，這類孕媽媽的流產、早產或產後子宮內膜肌炎風險增加 6 倍。

儘管很多婦女都無明顯的症狀，但未經治療的披衣菌感染，可能會導致粘液膿性宮頸炎、急性尿道綜合徵和骨盆腔炎（PID），這是孕媽媽早產已知的風險之一。 因此，懷孕女性得到陰道炎，雖然只是小小的感染，但影響後果卻不能輕忽！

治療上主要使用四環黴素與紅黴素類藥物。 可使用 Azithromycin 單劑治療，或 Doxycycline、Tetracycline 連續治療 一週。對於已懷孕或可能懷孕之女性則使用 Erythromycin。療程約 1 ～ 2 周，同時伴侶也需一起治療，可避免交叉反覆感染。

另一個惡名昭彰的就是「梅毒」、「愛滋」的感染。

梅毒、愛滋的病毒感染會導致流產、早產、死產，或對胎兒造成破壞性影響，例如：胎兒出生體重過低、呼吸系統問題等後果。懷孕期間的梅毒篩查、愛滋檢測，在美國和歐盟已生效，在台灣也納入產檢之中。

在懷孕初期，孕媽媽因抵抗力較差，容易被流感病毒感染，引起感冒發燒，而因體溫異常，也會影響胚胎發育。

懷孕中病毒感染的後果？

「感染爲何會導致流產？」

因胎盤形成開始，於滋養層與上皮細胞接觸，並進一步分化爲侵入上皮層的合體滋養層。

滋養層細胞在懷孕的第 10-12 天，胚胎完全嵌入子宮內膜，上皮生長在子宮內膜上，胚胎植入過程完成。而源自基底板的血管內滋養層細胞侵入螺旋動脈壁，用滋養層細胞取代母體肌肉和內皮細胞，將動脈轉變爲大直徑和低阻力的血管。

一旦母體遭受感染時，血液內充滿病毒（或細菌），也會造成羊水感染，母體不僅會在陰道產生分泌物，或許也會有發燒症狀，且會造成子宮收縮、破水、早產，對寶寶影響很大。

許多感染除了造成流產，也會造成早產或死胎。

15% 的早期流產（10 週之前），和 66% 的晚期流產（12~22 週），可歸因於「感染」因素。在最近的一項研究中，來自流產的 101 個組織樣本中，有 78% 被細菌感染，而所有來自醫學人工流產的對照樣本，卻均未受感染。

孕期感染如何檢測？

「自費孕前檢查 TORCH 是什麼？」

TORCH 先天性感染爲懷孕期間關於「非細菌性病原體感染」的檢測。病原體可透過母體垂直傳染給胎兒，引發先天性感染，對胎兒造成嚴重的不良後果，甚至流產。

利用抽血檢測以下一般常見的感染，約 5 ～ 7 個工作天後，即可取得檢測報告。

T：Toxoplasmosis 弓漿蟲

弓形蟲爲一種寄生於貓的寄生蟲。孕婦女若於懷孕期間初次感染弓形蟲，可經由胎盤傳染給胎兒，造成流產、或影響寶寶在出生幾個月或幾年後，容易出現視力不良、學習障礙、和心智發育遲緩等現象；若家中寵物經常在戶外活動、或常食用生肉者，建議需檢測此項。

O : Others 其他（其他常見病原體檢查有水痘、梅毒、披衣菌等。）

抽血檢測是否帶有水痘、梅毒、披衣菌等病原，可預防後續流產的發生、或胎兒不良後果。

R：Rubella virus 德國麻疹病毒

德國麻疹爲一種病毒引起的感染疾病，孕婦若在懷孕前三個月感染，可能會造成胎兒有先天性德國麻疹症侯群、或對發育造成影響。所以，在備孕階段的女性應檢測體內是否有德國麻疹抗體 (Rubella IgG)，也可在診所接種麻疹、腮腺炎及德國麻疹疫苗。

C：Cytomegalovirus 巨細胞病毒

若在懷孕前即感染巨細胞病毒，在懷孕過程中，由於母親有抗體，因此將病毒傳染給胎兒的機率則較低；但如果在懷孕期間感染，孕婦將病毒傳染給胎兒的機會大約是 3 分之 1。一旦感染之後，病毒終身停留在體內。對寶寶來說，有產生嚴重併發症，其他症狀如有意識運動障礙、肝脾腫大、耳聾、或中樞神經異常等。

H：Herpes simplex virus 單純疱疹病毒

疱疹病毒可能造成寶寶有感染新生兒水痘症候群，目前治療方式爲服用抗病毒藥物。

陰道炎感染，最明顯的就是分泌物變多、味道難聞，這可透過病史陳述、以及陰道超音波檢測。而其他大多的感染疾病，都可透過抽血，檢測血液中白血球、淋巴球數量（評估身體發炎程度）、感染原的抗體 IgM 和 IgG、血液中的 Cytokine、TNFα 指標，以及生殖器官的自體免疫細胞激素的濃度指標。

「TORCH 先天性感染」檢測，針對高齡、進行試管療程的婦女，在備孕階段，至少在懷孕前二個月，都需檢測完成，並把感染問題解決，才能避免因感染而產生的流產、影響胎兒的問題。因母體的慢性發炎、反覆性感染、都不適合孕育寶寶。因此，透過抽血檢驗，發現問題點，並進而透過藥物治療，減少「感染」這項可能造成不孕的因素。

Part

3

免疫準媽媽的希望：

預防性治療提高懷孕成功率

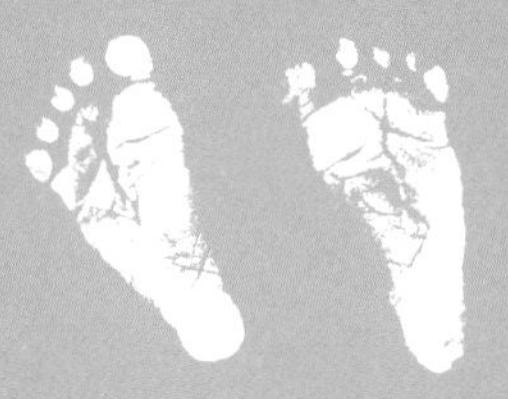

note

安全使用
阿斯匹靈、奎寧 調整免疫及血循

「我是免疫不孕，為什麼要天天吃阿斯匹靈？」

「阿斯匹靈不是心臟病或高血壓患者在吃的嗎？」

「我又沒有頭痛？懷孕怎麼需要吃阿斯匹靈？」

「阿斯匹靈是不是很傷胃？」

關於阿斯匹靈的疑問，常常在不孕症族群間流傳著！

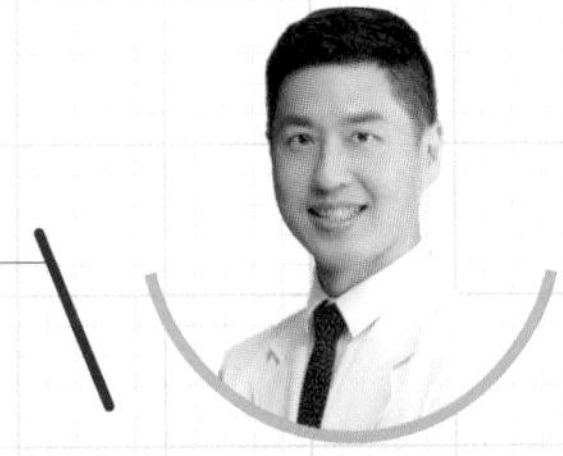

吳劭穎醫師

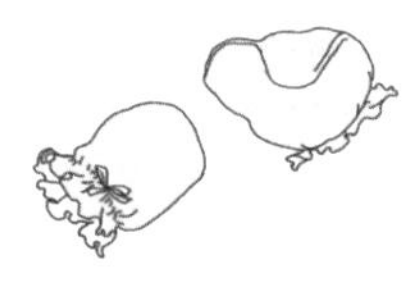

「聽說吃阿斯匹靈可以幫助懷孕，那我想懷孕就可以吃嗎？吃了懷孕機率就會增加嗎？」不少免疫媽媽都聽過這樣的傳言，而向醫師提出詢問。

說到「阿斯匹靈（Aspirin）」，許多人第一想到的，不是止痛退燒藥，就是心臟病、高血壓用藥，難道它和免疫不孕也有關聯？

阿斯匹靈有哪些功效？

首先，要了解阿斯匹靈怎麼來的！

在西元前四百多年，希臘醫師曾記載柳樹樹葉及樹皮可以緩解頭痛及發燒，因爲其中含有阿斯匹靈的有效成分：「水楊酸」。不過是一直到西元 1874 年才終於發現如何「合成」水楊酸。經由藥廠大規模生產製造，阿斯匹靈上市至今已經有一百多年的歷史。

目前每年產量約四萬噸的阿斯匹靈，是我們生活中最常見的藥物，，廣泛用於止痛劑、解熱藥和消炎藥。

但阿斯匹靈的劑量不同，能治療的疾病也不同！

1. 高劑量阿斯匹靈：

是指每四小時 325 ～ 650 毫克劑量，一天不得超過 4 克劑量。

可用於鎮痛、解熱及風濕性疾病相關關節炎。

2. 低劑量阿斯匹靈：

現在多數使用的「低劑量」阿斯匹靈是指「每日服用 80 ～ 100 毫克」。

阿斯匹靈可阻斷血栓素 thromboxane A2 生成，進而預防血栓形成。

每天服用低劑量阿斯匹靈可減少心臟病、高血壓、中風的危險，是常用於預防中風、心臟病、也是許多心血管疾病患者的日常用藥。

阿斯匹靈和懷孕有關嗎？

因為低劑量的阿斯匹靈可預防血栓形成，因此也有婦產科醫師的研究發現低劑量的阿斯匹靈在生殖醫學方面也有許多優點好處。其中包括減少子宮發炎、改善子宮及卵巢血流，更進一步提升子宮內膜容受性，以及卵巢對藥物的反應性。

也有臨床研究顯示，從卵巢刺激前開始服用阿斯匹靈至懷孕後十二週，懷孕率及胚胎著床率都有顯著提升。而在 2017 年 的「新英格蘭醫學期刊」（New England Journal of Medicine）更有研究指出，子癲前症高風險孕婦在懷孕 12 週起服用低劑量阿斯匹靈至 36 週，能有效降低 82% 的極度早發性子癲前症，與 62% 的早發性子癲癇症的風險。

美國婦產科醫學會目前建議具有「子癲前症」高風險的孕婦，包括多胎妊娠、自體免疫性疾病、孕婦年齡大於三十五歲等，每天持續使用低劑量阿斯匹靈直到分娩。

所以，關於阿斯匹靈的「助孕」效果，以及預防高風險妊娠，一直在免疫不孕媽媽圈流傳著！

免疫媽媽都可以服用阿斯匹靈嗎？

既然阿斯匹靈感覺這麼「神」，就有不少免疫媽媽疑惑：「服用免疫準媽媽的希望：預防性治療提高懷孕成功率阿斯匹靈就可以懷孕了嗎？」

雖說服用低劑量的阿斯匹靈，對於生殖醫學來說好處很多，但並非每位進入試管療程的免疫媽媽都需要服用阿斯匹靈。

一般會建議曾經有習慣性流產或多次植入失敗的病史者，可以在經醫師評估與討論後開始服用低劑量阿斯匹靈。服藥時間的長短目前並無統一說法，主要還是按照每位免疫媽媽的療程狀況來進行調整。

另外也要注意，因為阿斯匹靈具有抗凝血作用，在手術前也務必告知醫師並和討論是否需要預先停藥以避免手術後出血的風險。

阿斯匹靈的副作用

長期服用阿斯匹靈，很多媽媽都擔心會不會有副作用，會不會危及媽媽或寶寶的生長發育？

阿斯匹靈有「抑制血小板凝集」，抗凝血的效果。因此，在服用時，要特別留意是否有「出血」症狀。例如：有皮膚出現不明原因的瘀青、解黑便或血便等症狀，就需盡速就診告知醫師。並非每個服用阿斯匹靈藥物的人都會有出血問題。出血的風險與藥物劑量，同時併用的藥物、及個人對於藥物的敏感性習習相關。

另外，阿斯匹靈最常見的副作用，當數「腸胃」的問題，很多患者擔心，長期吃，會不會「傷胃」？

尤其許多已經孕吐到昏天暗地的孕媽媽，服用了阿斯匹靈之後，會不會讓孕吐症狀更嚴重？

臨床上，服用阿斯匹靈偶爾也會出現腸胃不適的狀況。但其實不用擔心！現在大多的阿斯匹靈藥物，已經進步到不太傷腸胃了！目前市面上的阿斯匹靈多半採用「腸溶微粒膠囊」或「腸溶錠」的劑型，避免藥物在胃部提前崩解，可減少藥物對胃壁刺激，減緩服藥後腸胃不適現象。

阿斯匹靈＋奎寧，效果加乘？

有免疫媽媽拿著網友經驗來詢問：「聽說，阿斯匹靈＋奎寧很有效！？」

「奎寧」是什麼？又有什麼作用呢？

奎寧是指免疫調節劑「羥氯奎寧」(Hydroxychloroquine，商品名為「必賴克廔」)，目前多用於治療免疫相關疾病，如紅斑性狼瘡、慢性風濕性關炎等。因為它也有降血脂、抗血栓、降血糖等好處，所以也可以有效降低多項免疫病患的血栓和心血管疾病死亡率。

也有部分研究顯示，「羥氯奎寧」對抗磷脂症候群的病患也具有抗血栓的效果。奎寧主要是可以降低血小板的活性，以及抗磷脂免疫準媽媽的希望：預防性治療提高懷孕成功率抗體所引起的凝血反應，也可以抑制抗體複合物與細胞磷脂表面的結合，甚至可以形成 annexin 5 的保護膜，以防止抗磷脂抗體造成的早期流產。

風濕免疫科或免疫不孕門診中，醫師在確認免疫不孕患者的數值有異常狀況下，通常會開立「羥氯奎寧」，再搭配低劑量阿斯匹靈等藥物診療，並且固定監控抽血數值，來進行免疫功能及藥物劑量的調整。

根據目前研究發現，免疫媽媽在懷孕前、懷孕後，使用低劑量阿斯匹靈，是很安全的，且有助於提升懷孕率，尤其對於有妊娠高血壓的患者，更是「預防勝於治療」！

所以，免疫媽媽對於服用阿斯匹靈不用害怕，它是從備孕、試管療程、到懷孕的過程，都可安心服用的藥物！

預防血栓：肝素

幾年前，懷孕九週的 Carol，拿著網路新聞，來到診間詢問：

藝人徐若瑄在懷小 V 寶時在社群媒體上說過，「安胎躺在醫院床上，還有還有 300 針左右要打！」

當時，各大媒體以及醫界同仁推測，她打的針劑應該就是「肝素」。

不少人都很驚訝：「天啊！懷孕要打那麼多針才能讓寶寶順利生下來！」

但對於部分免疫媽媽來說，這卻是她們懷孕史上的日常：「肚皮的瘀青，就是我和血栓的奮鬥史！」

或許新聞效果太犀利，讓不少剛確診免疫不孕的媽媽，都憂心忡忡想知道：「真的要打 300 針嗎？」

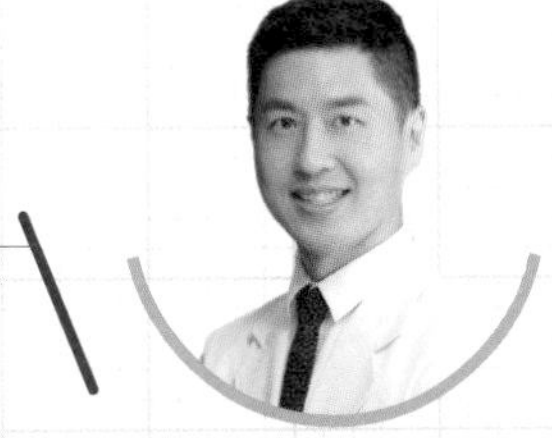

吳劭穎醫師

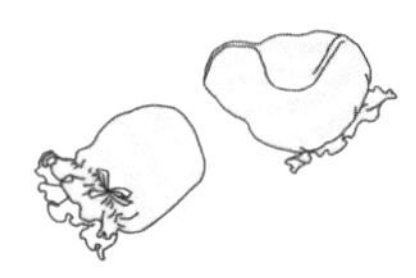

經過多次人工生殖失敗、流產經驗，免疫不孕患者來求診時，只要說到因爲施打排卵針而瘀青的肚皮，就已經滿腹辛酸了，好不容易順利懷上了，如果還要因爲治療血栓打更多的針，擔心和心理壓力，眞是不可言喻。

但爲了懷孕後順利保胎，這也是不得不的治療方式啊！

什麼是「肝素」？

「肝素」（heparin），顧名思義，就是和「肝臟」有關。它是源自於「牛肝臟」組織中分離出的「脂溶性抗凝血成分」，因此被稱爲肝素。

肝素抗凝血的活性主要是經由和抗凝血（Anti-thrombin III）的結合，進一步去抑制凝血酶（Thrombin）和第十凝血因子（Factor Xa）的活性來達到抗血栓的效果。因此，臨床上使用肝素治療血栓，也能調節免疫及抗發炎。

目前使用的肝素製劑有兩種：傳統肝素及低分子量肝素。

傳統肝素：

自行在家施打不易，使用時還需嚴密監控凝血功能。療程中，還可能會發生「血小板低下」，「肝功能異常」及「高血鉀」等副作用。

低分子量肝素：

低分子量肝素是由傳統肝素純化而來劑型。它主要是保留了一般肝素在參與抗凝血反應中最重要的「五碳醣序列」以及其他的短枝鏈，同時過濾了許多過敏原，可使副作用的發生機率降低，因此目

肝素針劑的比較

低分子量肝素常使用的廠牌有三種：愛栓通、克立生及弗列明。

「愛栓通」：

主要以抗凝血為目標的人工合成結構，在三種廠牌中抑制血栓形成的「專一性」最佳。

半衰期（藥物代謝所需時間）是最長的，一天只需要注射一次，且注射疼痛感是最低的。

「克立生」、「弗列明」：

一天注射一次，但若有需要時，最多一天可注射兩次。

注射部位疼痛感較明顯。

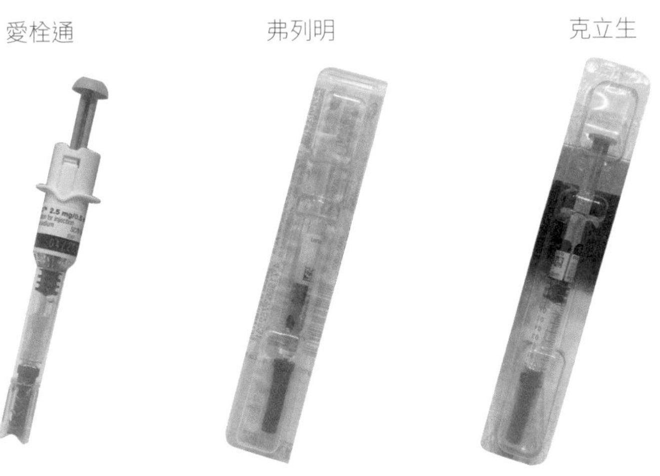

前試管嬰兒療程都是以「低分子量肝素」爲主。

肝素和免疫不孕的關聯

「懷孕中期，血栓（D-dimer）指數居然異常飆高！醫生，怎麼辦啊？」

免疫媽媽眞的是關關難過，關關過！在成功懷孕後，懷孕期間要時時刻刻關注寶寶和媽媽身體狀態！

懷孕本來就會讓身體凝血功能產生變化，即使是正常的孕婦，血栓也都會隨著懷孕週數而逐漸升高。只是一般正常孕期的血栓變化並不會危及媽媽和寶寶的安全。但若是與免疫相關的「高度凝血異常」就可能會有造成流產或死胎的危險。

此外，血栓也和其他高風險妊娠相關的危險因子有關，如：妊娠高血壓疾病、胎盤早期剝離、瀰散性血管內凝血、胎兒生長遲滯、反覆流產、死胎、早產等。

所以，爲了讓「血栓 out」，這時候就需打肝素來保胎。它能防止子宮微血管血栓，增加子宮血流量，維持胎盤功能，一旦子宮環境變好，寶寶也能順利成長發育。

一般來說，孕媽媽在懷孕階段可能有以下三種需要打的針劑：

1. 低分子量肝素
2. 安胎針
3. 免疫球蛋白

只有免疫不孕相關指標異常、或凝血指標異常的孕媽媽打肝素才有幫助，因爲低分子量肝素並不等於「安胎藥」，是爲了治療因爲血栓而導致習慣性流產、或高妊娠風險疾病的必要藥物。

因此，一般驗孕確認懷孕後，如果有三次以上流產病史、習慣性流產、或血栓症狀，或有家族遺傳的心血管疾病、血栓病史，或有自體免疫疾病，如「抗磷脂抗體症候群」（Antiphospholipid syndrome; APS），就可以在專業醫師指示下開始注射低分子量肝素來治療，一直到生產結束，避免再度因血栓而流產。如果是試管療程，則是由專業醫師評估後決定開始施打的時間點。

肝素的副作用

出血。肝素作爲抗血栓藥物，所以出血也是常見的副作用。根據臨床統計，使用抗凝血藥物 3-6 個月後發生大出血的機率爲 3-10%，但出血風險也根據個人因素而異。

曾經發生過胃出血、或是罹患糖尿病等狀況，出血風險都會增加。使用肝素時，如果有異常出血情形，如大量流鼻血、血便、黑便等，務必告知醫師並及時尋求醫療的協助。另外長期施打肝素也會影響鈣的吸收，所以施打期間也記得要補充足夠的鈣質喔。

注射部位疼痛。除了出血危機之外，常被免疫媽媽抱怨的就是注射部位疼痛。尤其是肝素需長期、天天施打，不少媽媽肚皮都佈滿瘀青。眞的讓人看了不忍又心疼！

「難道沒有打起來比較不痛的肝素針嗎？」常有孕媽媽這樣問。

除了不同的廠牌會有注射部位疼痛感的差異外，「注射的速度」

和疼痛感可能也有相關。

所以，有研究顯示以「緩慢施打」(約 30 秒)，較快速施打的疼痛感程度減少。且注射 48 及 60 小時後的瘀傷面積更小、瘀傷數量更少。

雖然每個人對於疼痛的感受不一，但真的有需要施打肝素的準媽媽們，不妨可以試試這個方法降低疼痛的感覺。

肝素用與不用需請醫師評估

目前已有多篇研究文獻證實，對於反覆性流產、免疫不孕的患者，使用低分子量肝素加上其他免疫調節藥物，能有效提昇懷孕率及降低流產率，而且只要由專業醫師的監測都鮮少會發生嚴重的併發症。

寶特瓶媽媽

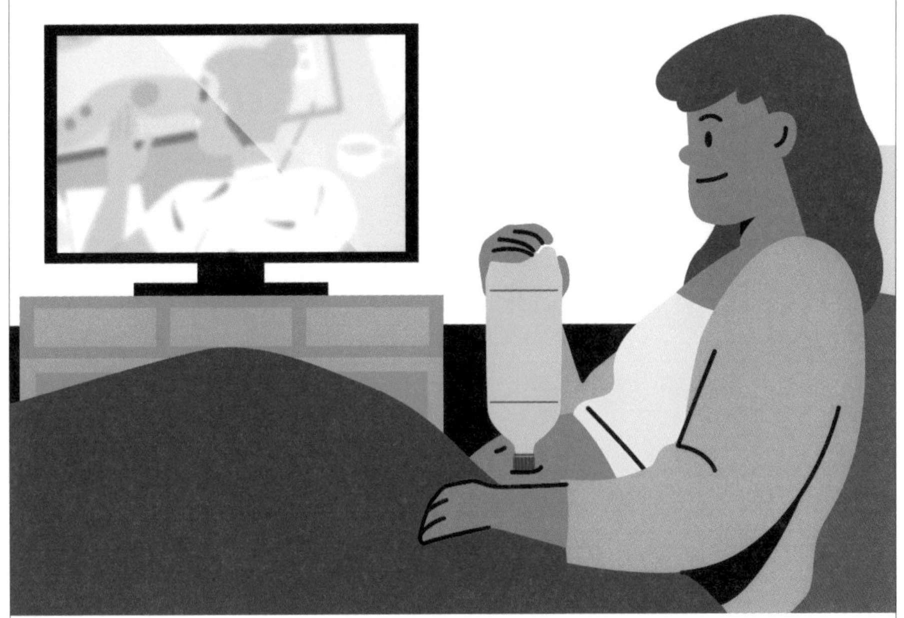

因打肝素需壓迫止血，用手（大拇指）壓容易手痠，所以許多準媽媽打肝素時會用寶特瓶，邊看電視邊以寶特瓶幫忙按壓打針處，因此有「寶特瓶媽媽」的稱呼。這個現象也反映免疫不孕媽媽的辛苦。

什麼時候打肝素效果比較好？

根據生理的晝夜節律，如果一天只施打一次肝素，選擇在「夜間」施打會較早晨施打有較好的抗血栓效果。

note

Chapter

21

免疫球蛋白：

調控免疫細胞、有效對抗自體抗體

「我有免疫不孕問題，是不是就需要打免疫球蛋白嗎？」

「聽說免疫球蛋白針劑非常昂貴，免疫媽媽想懷孕生寶寶就一定得打嗎？」

「打了免疫球蛋白，對寶寶發育有沒有不好的影響？」

「靠藥物才保留住的胚胎，真的好嗎？」

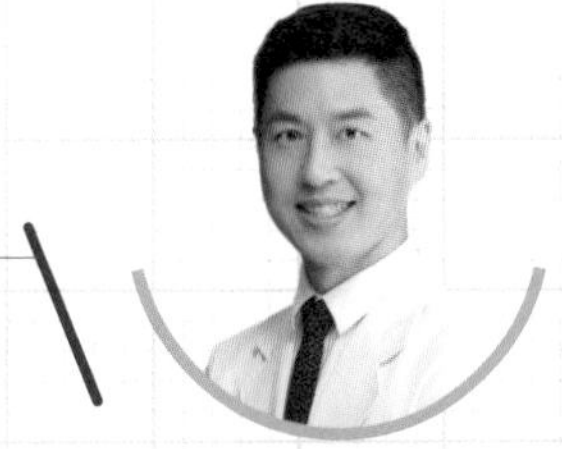

吳劭穎醫師

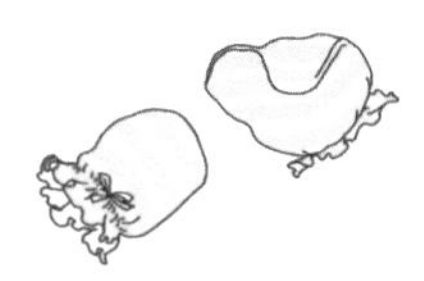

在不孕門診，患者聽到確診是免疫不孕後，常常會有這些疑惑！尤其免疫球蛋白針劑價格昂貴，的確讓許多免疫媽媽很焦慮，難道免疫媽媽只能透過打免疫球蛋白才能順利求子嗎？

什麼是免疫球蛋白？

所謂的「免疫球蛋白」是指：受到抗原，如細菌或病毒等刺激後，所產生之蛋白質，它可和抗原產生免疫反應，形成「抗原抗體複合物」，進而阻斷病原體對身體的危害。

因此，「人類免疫球蛋白 Intravenous immunoglobulin，IVIG」就是大量匯集人類的「血漿」，經過「深層過濾法」、「色層分析法」等方式分離純化而來。內含的蛋白質是未經過任何「化學」或「酵素」作用改變過，製作時除了篩選捐血者外，生產過程也會採用有效去活化或去除病毒的製造步驟處理，減少病原體傳染的可能性。免疫球蛋白靜脈注射劑主要成份爲 IgG ，

各廠牌的含量均在 90-98% 間不等，在臨床療效上並無差異。「IgG」是一種存在於正常人類族群血液中最常見的抗體類型，並在免疫反應發揮最主要的功用。用來保護人體避免受到病原體及其毒性的侵害。

目前公認之作用機轉包括：可中和病態性的自體抗體、作用於巨噬細胞上，阻斷自體抗體跟巨噬細胞結合，減少巨噬細胞的毒殺性作用、抑制發炎物質釋放。

免疫球袋白常用於治療自體免疫、發炎性疾病，如復發的發炎性

多發神經病變、川崎病、自體免疫疾病、先天或後天性免疫球蛋白低下症、免疫血小板缺乏性紫斑症等。

免疫球蛋白和免疫不孕的關聯

在生殖醫學中提出的免疫球蛋白治療理論，是透過減少周邊細胞自然殺手細胞 (NK Cells) 的毒性，增強「調節性 T 細胞」與調降產生抗體的 「B 細胞」等方式產生作用。所以免疫球蛋白也會減少自體抗體的產生，且能中和媽媽體內的自體抗體。

因免疫媽媽在懷孕過程中常有未知、不可控的狀況出現，而靜脈注射免疫球蛋白可調控免疫細胞、有效對抗自體抗體、抑制免疫細胞的過度活化，可減低因免疫系統紊亂而產生的流產，藉此來提高懷孕率。

因此，在臨床上，如果孕媽媽的 NK 細胞檢測呈現異常，並有習慣性流產、或反覆植入失敗的病史，或檢測到有自體免疫抗體存在時，可以考慮在胚胎植入前注射免疫球蛋白，確認懷孕後也會再注射，增加受孕和懷孕至足月的機會。

但免疫球蛋白費用高昂，所以，在注射前一定要做完整免疫檢查，並經由專業醫師評估後，再和免疫媽媽溝通討論，考慮是否進行此療程。

一般會依病患體重給予每公斤體重 0.4 ～ 0.5 公克的注射用免疫球蛋白。從植入前一週到胚胎植入後、懷孕後每三週持續施打，再依病患是否有出血、流產傾向來追加劑量，直到胚胎穩定爲止。

根據經驗，免疫媽媽施打免疫球蛋白後，可有效降低流產率降。

另外，經臨床實驗證實，免疫球蛋白＋肝素合併使用，也可以減少因自體免疫產生的血栓及流產的機率，也給免疫不孕的夫妻帶來更多求子生機。

免疫球蛋白的副作用

目前已知對於注射免疫球蛋白發生副作用機率非常低，被認爲是一種很安全的免疫治療藥物。不過，在首次注射前，要先檢測血中 IgA 抗體濃度正常者才能施打，以避免嚴重的過敏反應。

而免疫球蛋白需以「非常緩慢」的速度經由手臂靜脈滴注，可能需要幾個小時。會放慢施打速率，主因點滴速度過快，容易產生不舒服。而這種不舒服感，大多發生在輸注的第一個小時，之後就會恢復正常身體機能。

因此，如果施打時有以下任何狀況，如：關節疼痛、背痛、頭痛、肌肉痛、寒顫、全身不適、疲倦虛弱、噁心、嘔吐等，務必告知醫護人員，適時降低施打速率、或暫停注射，之後再以可接受的給藥速率施打，以降低身體的不適感。

另外，因爲免疫球蛋白施打後，血液黏稠度有時會「暫時性」的增加，所以，需特別注意是否有「血栓」的風險。

血栓的危險因子包括：長時間不活動、血液過度凝集的狀態、具靜脈或動脈血栓病史、使用雌激素、或具心血管危險因子等，有這些狀況的免疫媽媽需以最低有效劑量＋最小輸注速率來施打，並監測血栓相關徵兆。

目前的臨床經驗顯示，使用免疫球蛋白對懷孕過程、或是胚胎及新生兒並無出現有害的影響。而且對於免疫媽媽在植入著床率、懷孕率及活產率都有正向的效果。但免疫球蛋白療程的費用較高、施打的方式不方便且耗時，建議需與治療的醫師詳細討論，共同制定最合適的療程模式，才能有效治療免疫不孕。

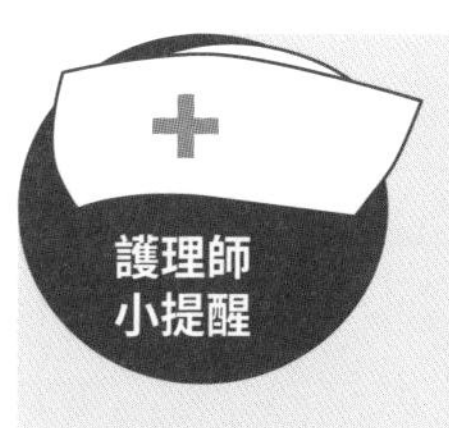

施打 IVIG 前請補充水分

若要施打免疫球蛋白前，記得需補充適量的水分，可避免血栓狀況發生。記得要保持輕鬆的心情，並預留足夠的施打時間。

note

其他免疫藥物：

脂肪乳、奔麗生、莫須瘤、類固醇、腫瘤壞死因子拮抗劑

43 歲的 Zola 試管療程七年，流產超過十次，從沒成功過一次。漫長的治療期間甚至打了免疫球蛋白（IVIG），植入後還是流產，讓她不免懷疑，是不是這輩子註定是「沒子命」！

Zola 抱著「死馬當活馬醫」的心情，找到了我，想再試一次！

這次，我們透過抽血檢測，發現她的免疫抗體指數飆高，除了打免疫球蛋白（IVIG）之外，檢查發現居然他的「紅斑性狼瘡免疫抗體」也過高。

因此，透過免疫球蛋白再搭配奔麗生®，終於讓她順利懷孕，也平安迎來女寶寶！

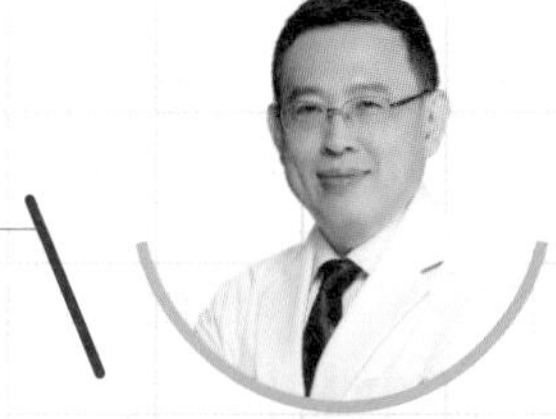

翁紹評醫師

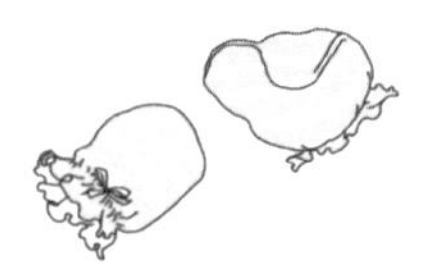

在免疫不孕的療程中，常見的免疫不孕用藥，除了阿斯匹靈、奎寧、肝素、免疫球蛋白之外，在臨床上，針對複雜狀況的免疫不孕所用藥，如脂肪乳、奔麗生、莫須瘤、復邁、普立朗等藥物。

脂肪乳靜脈注射液 (intravenous lipid emulsion) Intralipid®

脂肪乳靜脈注射液一般是在急診針對洗胃與腸胃問題，常見的緊急處理方式。這是一種經由靜脈注射營養，提供適當的養分給不適合經腸道進食及吸收營養的病人。

脂肪乳含有必需脂肪酸且能代謝成能量，可以預防或治療脂肪酸缺乏症，例如：傷口癒合差、皮膚脫屑和發育不良，及提供身體需要的能量、維持正常的生理機能和新陳代謝。

此外，在臨床上發現，脂肪乳可抑制自然殺手細胞 (NK cell) 的增生與活性，進而減少細胞毒殺激素的產生。若因 NK 細胞問題而產生的免疫不孕，這是個效果不錯的治療方式。

子宮內膜裡自然殺手細胞 (NK cell) 的增生與活化，被認爲是反覆胚胎著床失敗的關鍵原因，而脂肪乳也有吸附自體免疫抗體，降低自體免疫反應的功用。所以，在愛群的免疫不孕療程中，脂肪乳注射液可作爲靜脈注射免疫球蛋白 (IVIG) 的替代藥物，主因是免疫球蛋白（IVIG）雖然抑制免疫的效果佳、速度快，但也較爲昂貴，副作用也多。但如果有血脂問題，則不適合用脂肪乳的治療方式。

當胚胎著床時，會誘發大量的母體免疫反應，建造一個適合胚胎分裂生長的子宮環境。胎兒在 9-12 週會開始長出胎盤，等到胎盤生長完畢後，也算是跟母體阻隔，便不受母體免疫細胞的影響。而這段時間形成胎盤血管血流，如果血管長得不夠寬，無法讓母體血流順利流入胎盤。爲了要讓更多血流通過胎盤，母體血壓就會持續上升，最後造成媽媽血壓高。可能會導致後期母體血壓，就是常聽到子癲前症或是子癲症。上述的過程需要母體血液中和子宮內自然殺手細胞 (NK) 的緊密配合。

如果自然殺手細胞 (NK) 的數量或活性過高，無法協助胚胎在子宮內的成長，可能就會造成反覆流產。

NK 細胞異常該如何治療？

目前各方專家針對 NK 細胞危險數值略有不同 (12%~18%)，備孕中的準媽咪要認眞傾聽醫生的意見，根據情況合理用藥治療。(如表)

靜脈脂肪乳如何治療 NK 細胞過高？

近來越多的研究指出，對於懷孕 / 植入前體內 NK 細胞過高的患者給予靜脈脂肪乳治療能降低 NK 細胞至正常數值，且壓抑時間可以長達 6-9 週。

表 NK 細胞異常治療用藥

免疫療法 (註)	機制 (註)	治療成效 (註)	價格
口服類固醇	調控 uNK 分化增生，降低異常細胞數量及活性	降低子宮內膜中的 uNK 數量	低
靜脈脂肪乳治療	透過訊息調控機制，降低細胞毒殺活性	調控異常的 uNK 細胞活性、促進細胞激素表現	中
靜脈免疫球蛋白	減少 NK 細胞功能，促進 INF-r 表現降低細胞毒殺活性	減緩周邊血液中 NK 數量	高

(註 : 資料來源為 Biomedicines 2021, 9, 1425.)

靜脈脂肪乳治療 (intravenous lipid emulsion therapy) 即是營養針劑，臨床上用來以作爲靜脈營養中提供身體所需脂肪酸。脂肪的主成份爲黃豆油、中鏈三酸甘油酯和魚油等多種配方，目前醫學研究認爲脂肪乳是透過 NK 細胞上過氧化物　體增殖物活化受體 (Peroxisome proliferator-activated receptor ,PPARs）, G 蛋白偶聯受體 (G-protein-coupled receptors, GPCR) 和第一型分化群受器 (cluster of differentiation1 receptors) 所識別進入 NK 內，改變基因表現來降低 NK 細胞活性，降低身體發炎狀態。(圖)

Belimumab 奔麗生 Benlysta®

奔麗生 ® 是一種人類 IgG1 單株抗體，簡單來說，就是可以降低免疫系統的攻擊能力，也可以說是一種類似「標靶用藥」，專用於治療紅斑性狼瘡自體免疫疾病。因此，臨床上如果在標準治療流程下，仍有全身性紅斑性狼瘡的成年病患，就會與其他免疫抑制劑合併使用。

奔麗生 ® 屬於靜脈注射針劑，前 3 次是每 2 周打針一次，之後每 4 周用藥一次，使用間期因疾病改善程度而定。

在治療免疫不孕上，雖然目前在研究報告中，並沒有使用奔麗生 ® 是否會對胎兒產生影響的資料，但若在懷孕時使用奔麗生 ® 應由醫師考量是否停藥或換藥。

在愛群免疫不孕症的療程裡， 奔麗生 ® 屬於免疫抑制劑「第二線」

用藥，用在使用奎寧、脂肪乳（intralipid）或免疫球蛋白（IVIG）等抑制自體免疫效果不佳的反覆著床失敗、或反覆懷孕早期流產族群。

簡單來說，就是發現連使用免疫球蛋白（IVIG）的效果都不佳時，且抽血發現紅斑性狼瘡免疫抗體過高，就會考慮是否再搭配奔麗生®，來抑制免疫反應，避免著床失敗。

MabThera® 莫須瘤®

莫須瘤®是一種嫁接的單株抗體，可專一地作用在B細胞，而達到調節免疫的效果，又可視爲「B細胞標靶藥物」。因此，最早被用於各類B細胞淋巴癌的治療。後來，逐漸廣泛使用在一些自體免疫疾病，例如:類風溼性關節炎、肉芽腫性血管炎及全身性血管炎等，也都有相當不錯的療效。

莫須瘤®屬於懷孕C級用藥。但因臨床上並無相關孕婦臨床試驗數據，懷孕時使用莫須瘤®必須依照醫師的指示和評估。

而在愛群免疫不孕症的療程裡，莫須瘤®屬於免疫抑制劑的第二線用藥，和奔麗生®同樣是用在奎寧、脂肪乳（intralipid）或免疫球蛋白（IVIG）等抑制自體免疫效果不佳的反覆著床敗、或反覆懷孕早期流產族群。但二者不同的地方是，須透過抽血檢測是哪種免疫抗體，若屬於B細胞指數過高，則適用莫須瘤®。若是紅斑性狼瘡免疫抗體只是過高，則適用奔麗生®。

Humira® 復邁 ®

近幾年來，對於自體免疫疾病的治療，可以說有相當大的突破，主要是針對特定目標分子的生物製劑 (biologics) 的陸續問世，目前已上市最成功的例子，就是「抗腫瘤壞死因子拮抗劑」。

目前國內最常見的用藥，就是復邁 ®。這是一種基因重組之人類免疫球蛋白 (IgG1) 單株抗體，能夠中和抗腫瘤壞死因子的作用，快速抑制免疫發炎過程的啓動，以及改善病人之各種臨床病症。而且對「可溶性腫瘤壞死因子 (TNF-alpha) 」有高度的專一性治療藥物，但對淋巴毒素 (TNF-beta) 並無此特性。針對腫瘤壞死因子 (TNF) 免疫抗體的治療效果較好。

臨床上，復邁 ® 常與其他免疫抑制劑合併使用，適用於在標準治療下，仍嚴重的全身性紅斑性狼瘡 5 歲以上病人、以及患有活動性狼瘡腎炎的成年病人。因復邁 ® 是屬於懷孕 B 級用藥， 懷孕時可經醫師評估使用。

在愛群免疫不孕症的療程裡， 復邁 ® 用於胚胎植入前，腫瘤壞死因子 (TNF-alpha) 指數過高、或合併使用奎寧、脂肪乳（intralipid）或免疫球蛋白（IVIG）等抑制自體免疫效果不佳的反覆著床敗、或反覆懷孕早期流產族群。

普立朗 ® Prednisone

普立朗 ® 是一種由化學人工合成的葡萄糖皮質素 (Glucocorticoid)，

屬於「類固醇」類藥物。它的藥理作用非常的廣泛，主要如下：

1. 抗發炎反應

2. 抑制免疫反應：抑制 B 細胞的漿細胞轉化，減少抗體的生成。

3. 抗毒素作用：抗細菌內毒素。

4. 抗休克作用：抑制腎上腺素類的血管收縮作用，改善器官血循。

臨床上用於消除發炎（腫、熱、紅和痛）、治療關節炎，以及如甲狀腺、血液、皮膚、腎臟、和腸等相關發炎，也用於治療過敏、氣喘和腎上腺皮質功能不全等。

普立朗 ® 屬於懷孕 C 級用藥，儘管在動物實驗中會導致畸胎，但人類胎盤能將大部份分解掉，所以，在懷孕期間所服用的類固醇很少會通過胎盤，進而影響到胚胎。懷孕時可經醫師評估使用。

在愛群免疫不孕症的療程裡，若評估爲免疫不孕、反覆著床失敗、甲狀腺抗體過高、或其他自體免疫抗體數值過高，建議會在植入前每天持續口服普立朗 ®，胚胎著床成功後持續服用，孕程中依抽血或臨床症狀減藥或停藥。

但因普立朗 ® 副作用較多，在臨床上，除非是先使用阿斯匹靈、奎寧後，免疫抗體壓制效果不佳，才會再考慮使用普立朗 ®。

對於免疫不孕的媽媽們，若使用到如脂肪乳、奔麗生、莫須瘤、復邁、普立朗等第二線藥物時，都已經歷過反覆性流產，情況複雜的免疫不孕狀況。這群免疫媽媽們可說是用「命」來換一個生子的機會，幸好科技和免疫用藥的進步，可透過這些特殊用藥，有機會和上天爭取到一個寶寶的誕生。

Part

4

免疫不孕
中西精準醫療

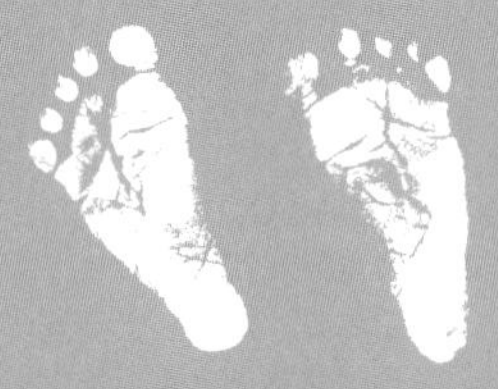

note

科際整合治療免疫不孕，提高懷孕成功率

「為了求孕，婆婆介紹的中醫師要看，還得請假、找時間跑不孕門診，做檢查、做治療，身心都真的好疲累啊！」

「我是免疫媽媽，為了順利懷孕，除了婦產科，還要看風濕免疫科打針吃藥！」

「為了一個寶寶，我幾乎每週都去醫院，什麼科別、中醫、西醫都跑遍了，求神拜佛，能做的幾乎都做了，到底怎樣才能順利有個寶寶！」

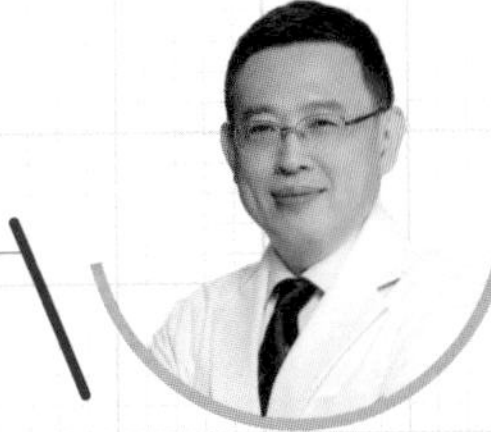

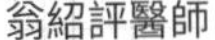

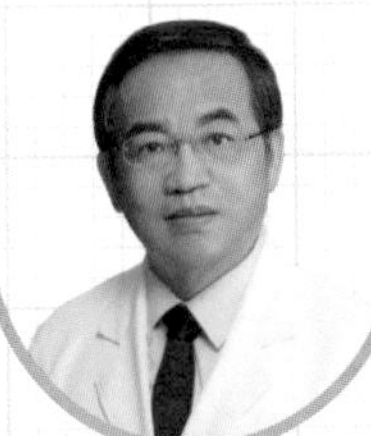

翁紹評醫師　陳建霖醫師

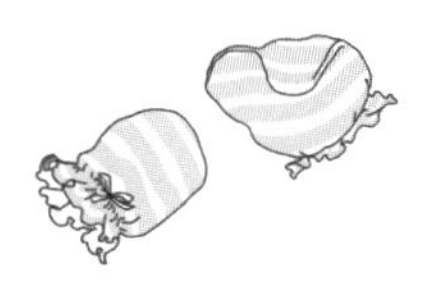

爲了求子，很多媽媽知道哪個醫生有效、哪個中醫很神，或者哪間醫院成果最好，一下看中醫、一下跑西醫。除了東奔西跑的疲累，往往也不敢讓兩邊醫師知道，而影響治療效果。

我認爲，「試管嬰兒要成功，每個 1% 可解決的狀況，都要去掌握！」

但東奔西走，往往沒有解決不孕的根本問題。治療不孕症，我覺得，最重要的核心精神就是：「中西整合，精準醫療」。

免疫不孕症需跨科別與科際整合

在免疫不孕的治療，主要分三大問題：

1. 精子的量與品質

2. 卵子的量與品質

3. 子宮的良好環境：從內膜厚度，內膜血液循環良好，內膜對胚胎的接受度與不排斥。

然而，母體的免疫功能紊亂，會影響這三大問題，而這三大問題也與不孕症息息相關。

西醫在治療免疫不孕症，不光只有婦產科，還必須包含許多不同科別的診斷與治療。

例如：

內分泌科：例如，甲狀腺異常合併不孕症。

風濕免疫科：例如，紅斑性狼蒼不孕症患者。

婦女泌尿科、循環科、乳房外科：例如，內分泌失調、以及子宮

中西整合，治療免疫不孕三大問題

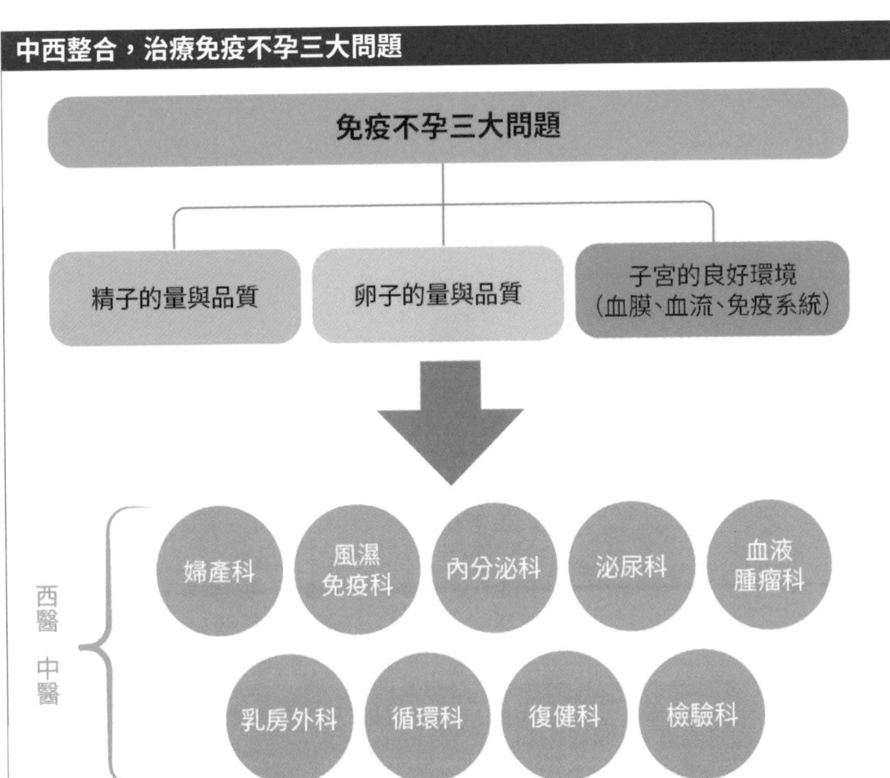

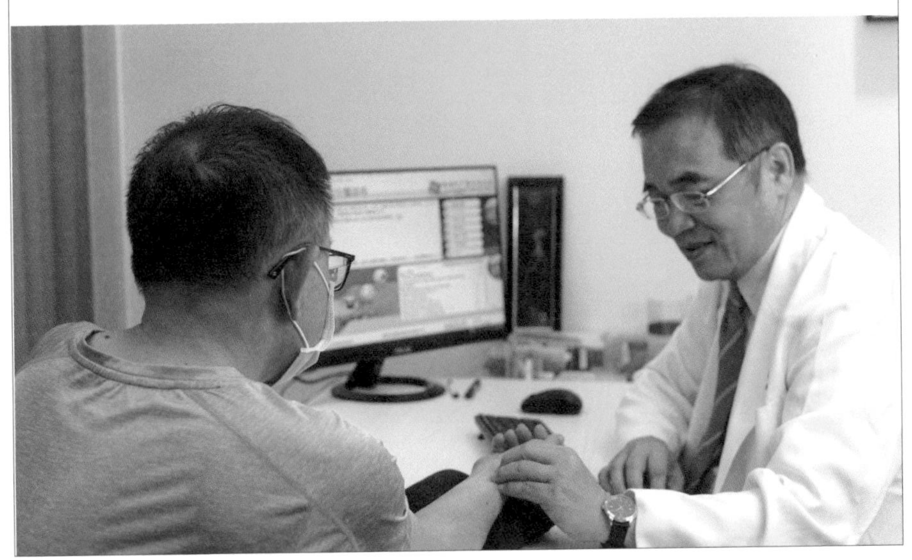

植入之後，立刻持續監測，進行妊娠風險管理

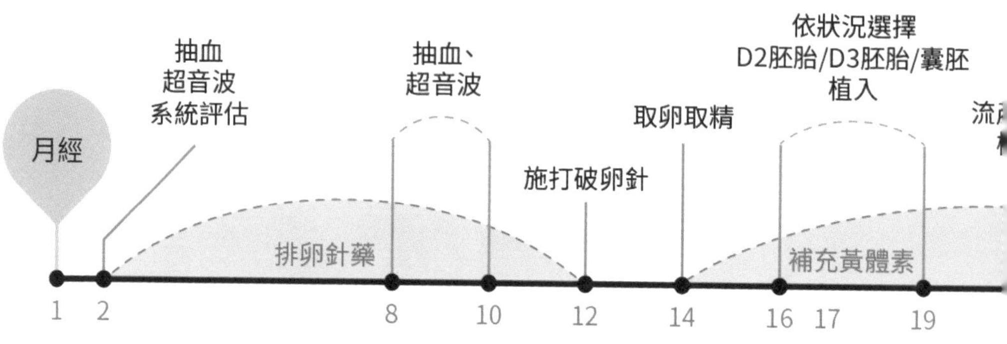

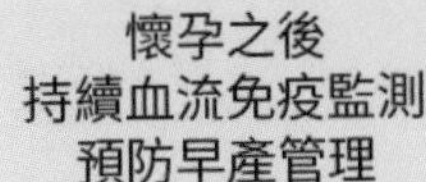

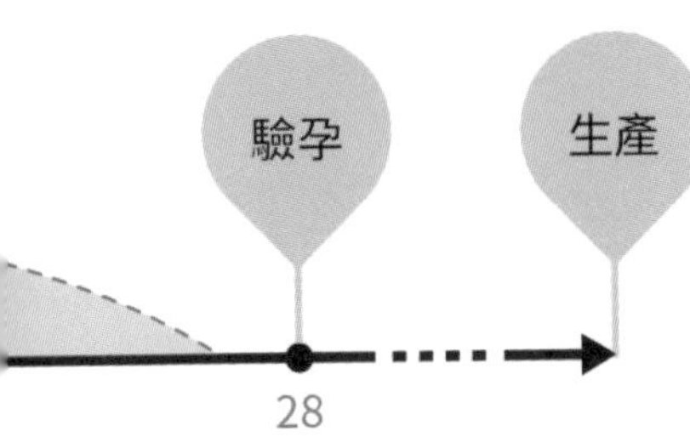

植入胚胎，成功懷孕平安生產

內血流問題。

另外，透過中醫診療調理，以及讓病患從飲食改善的營養師、藉由按摩放鬆的復健科、或針灸治療、或運動醫學等等各個科別，都和免疫不孕症治療習習相關。

而醫療科技的整合，例如：AI 人工智慧、實驗室、分子生物學、超音波等跨科技、跨領域的分工合作與整合，也讓免疫不孕在檢測端得到更完善、更全面即時的判斷。

所以，透過西醫科學的檢測，得以瞭解不孕的主要原因，再配合適當的西藥與中藥的調整，讓睪丸、卵巢、子宮、骨盆的環境與功能，調整到最適合懷孕的狀態。

我認爲，以往的醫學概念，是著重在於把病人「治好」，而現在醫學，則著重在以病人爲中心，把病人「照顧好」，不只是專科診療，還更多了轉診機制，各個科別的知識整合、分工合作，跨科部門整合，強調個人醫學、體貼醫學，不僅更有效率，以人爲本的精神，也減緩不孕夫妻身心靈層面的壓力。

中西醫整合照顧策略，對免疫媽媽最好

不孕症婦女想要生小孩，做試管嬰兒，常常就是中醫、西醫各別去看，跑來跑去眞的很辛苦。所以，我把中醫、西醫放在一起，而且在病歷上可以相通，針對個別案例，醫師之間可以互相溝通，判斷如何診療，對病人最好，可以減少很多病人治療過程中的折磨。

中西醫的科際整合，西醫師了解中醫的原理與處理方向，中醫師知道西醫師治療的步驟及方法，透過彼此的病歷討論，中西醫整合可以充分溝通瞭解每個病人的治療原則、方法與步驟，評估每位想懷孕的女性在不同階段的需求。

中醫治療不孕症，是以調理母體受孕環境健康爲主，媽媽健康，才能順利誕生寶寶。而在進行中醫調養前，我會請病人先進行科學的檢測。例如：AMH（卵子儲備量），與免疫不孕相關的抽血檢查。

一般來說，女性在 30 歲以前，AMH >2，若輔以中醫調理，自然懷孕機率大。但若 AMH 低於 1，我會建議除了中醫調理，須以西醫的不孕症診療爲主。

試管療程中，中醫如何輔助治療？

在中西醫整合的試管療程，對不孕症病人來說，都是追求身心靈的平衡。中醫的角色「不只是調身體」，而是「相輔而行」，甚至

達到「事半功倍」的效果。中醫跟隨試管療程進度，以及病人在西藥上的反應來治療，減緩不適感。

原則上，中醫分三步驟進行：養卵、植入前體質調理及促進血液循環。

◆整合治療 1：水腫◆

在不孕療程中，荷爾蒙的藥物可能造成「水腫」，這時候，中醫可以協助作「水濕的代謝」。

只要是身體代謝不掉的廢物，都會變成一種『濕氣』，而賀爾蒙代謝不掉，留在體內就會造成一些不舒服。 透過中醫調理，可減緩荷爾蒙藥物對身體的代謝問題。

中醫對於水濕的預防與治療，主要的原則就是「運化水濕」。

1. 健脾助運

2. 益腎化濕

3. 理氣利濕

因此，爲了預防荷爾蒙造成的水腫，在療程前，以「健脾」爲主，佐以益腎及利濕。

若因荷爾蒙藥物造成水腫，則以「理氣利濕」爲主，佐以健脾、益腎。

具體方法，以患者的體質爲主，採取針灸、中藥等方法，此外，輔以居家自我養生按摩，讓水腫狀況得以改善。

◆整合治療 2：體脂◆

取卵打針過程中，卵泡發育狀況沒有那麼好，療程前體脂、體重太高，這時中醫可以協助作病人身體代謝的調理。

這種情況，在現在許多「補過頭」或「營養過剩」患者身上很常發生。

此種情態在中醫的專有術語就是「痰脂凝聚胞宮，致孕育受阻」。所以，中醫診療的重點是如何化「胞宮 (子宮) 之痰脂」。

中醫診療的重點如下：

1. 健脾益氣化痰脂

2. 溫陽理氣消痰脂

3. 化痰軟堅助血行

經由中醫診斷患者的體質傾向，再決定治療原則，是「健脾益氣」爲主，還是「溫陽理氣」爲主，還是「化痰行血」爲主。

後續再採取相對適當的針灸、中藥等方法，輔以居家自我飲食調理與養生按摩。

◆整合治療 3：過敏◆

若在胚胎植入前，身體的過敏反應很嚴重，例如：皮膚過敏、鼻子過敏、異位性皮膚炎等，這時候，中醫可協助降低身體發炎的狀況，讓身體處於一個比較好的狀態下，再來做植入，成功率會比較高。

對於「過敏」，中醫診治病此類患者，主要方向如下：

1. 個人的體質

2. 月經狀態 (經血多出、或經血少出、或痛經狀況)

3. 身體的過敏反應狀況

在透過中醫的望、聞、問、切 (把脈 / 腹診)，判斷病患整體的身體狀態，再採取適當的針、灸、中藥等方法治療，並輔以居家自我飲食調理與養生按摩。

◆整合治療 4：卵巢過度刺激◆

取完卵，有些人可能發生「卵巢過度刺激」的情形，透過中西醫整合治療，可調整新陳代謝，可以降低身體的不適感。

中醫認爲「卵巢過度刺激」，是屬於「血熱」的一種，因爲外來藥物導致血管內的血液變濃稠，阻塞、黏稠又流不太動， 臨床上多呈現「濕熱」，主要是因爲身體的熱導致水份越來越黏稠，只要將身體的「熱」退去，則血液黏稠的情形即可改善，症狀就會逐漸緩解。

所以，中藥的處理即以「清熱」爲主，輔以「針灸」清血熱的血海穴爲主，再搭配臨床的症狀處理，一般若是「肝經濕熱」，可能會有口苦、腹水現象。

如果是「腸胃濕熱」則會有噁心、胃口差等現象。但如果嚴重的卵巢過度刺激可能已產生「肺熱」現象，會有腹水、喘、呼吸窘迫等情形。

中醫對於卵巢過度刺激，可藉由針灸協助水份代謝，減輕腹脹，初期建議 1-2 日針灸 1 次，嚴重者可每日持續針灸，至緩解後即可休息，若有腸胃不適、噁心、胃口不好等情形，則可搭配中藥緩解症狀。

一般而言，中西醫整合療法，西醫會採用「支持性」療法，如：補充水分與電解質，放腹水，或補充血清白蛋白…等，都可獲得有效之緩解，但必須隨時監測體液、電解質的平衡狀態，以及血液容積的凝血狀況。若情況嚴重，必要時不植入胚胎，先把胚胎冷凍，等下次週期再行植入。卵巢過度刺激只要配合治療、密切觀察，多半可以緩解。

◆整合治療 5：胚胎正常率◆

中西醫聯手，有很多可能的解方。譬如「用西醫微刺激搭配中醫調養」，導入「基因體醫學」和「檢測技術」，讓免疫不孕的高齡產婦，胚胎正常率提高 3 成。

藉著中西醫整合療法，已可解決複雜的免疫不孕問題。

對於單看西醫或中醫沒有成功的病人，透過中西整合的配合，我們團隊有許多成功的例子。中西醫整合就像跳雙人舞的概念，彼此搭配，讓病人在進入試管療程、或是懷孕過程，可以更順利、更早完成好孕的願望。

40 歲的免疫媽媽 Penny，不只有免疫不孕問題，還有卵巢功能低下（AMH 指數 0.6），透過 PGT-A 檢測，要取一顆優質的卵機率真的很低！加上她又是「偏肝血虛」體質，還有胸悶、月經前頭痛、胃不舒服等狀況，在不孕流產多年後，配合中西醫治療免疫，輔以中醫補肝血，益腎陰、調整體質，先生一起補腎陽，將精、卵品質調整好，後來成功受孕，終於喜獲麟兒！

透過西醫微刺激，將打針劑量降低，再導入中醫調養，扮演平衡的角色，中西醫整合運用，選出一個「好」的胚胎植入，可以大幅提升試管嬰兒的成功率，也能同時降低免疫媽媽受孕過程的辛苦。

中西整合治不孕，可提升懷孕成功率

愛群中西醫診所利用中醫、西醫的優勢，帶入基因體醫學技術，成立 5 年來，已幫助超過 2250 人成功懷孕生子。

在台灣的不孕症診療，是以先西醫、後中醫的方式，對中醫的信任度高。我認爲，是中醫整體醫療的療程良善，所以，才能擁有良好的醫療品質。

以西藥的微刺激，加上中醫的輔助，提升卵子的品質，再帶入遺傳基因醫學技術，在實驗室加入縮時攝影儀器，時刻觀察胚胎分裂的變化，在最精準的時間點去做切片，再利用基因檢測 PGT-A（胚胎著床前基因檢測）找出正常的胚胎做植入，提升生殖醫學技術的層次，避免高齡媽媽流產的痛苦、期待寶寶的願望一再地落空。

我認爲，依據體質量身打造試管療程，不只幫病人調整好孕體質，也幫病人調理胚胎的品質。我常說，媽媽要健康，胚胎也要正常，才能大幅提升生下健康寶寶的機會，給未來孩子一個健康的人生。

長遠來說，中醫、西醫各有強項，發揮所長然後互相幫忙，就能眞正達到我對於不孕症長期研究，希望不孕症的女性可以健康、快樂懷孕，能得償所願，並平安生下健康快樂 baby 的願望。

尤其看了這麼多年的不孕症夫妻，爲了追求一個寶寶，所歷經的身心靈磨難、糾結、淚水和辛勞，就如同我創立「愛群」，取自於英文「IHMED」的諧音，縮寫爲：IHMED (INTEGRATIVE HOLISTIC MEDICINE)，以中醫＋西醫互相配合整合，以病人爲主體，個人化的精準醫學。從點、線、面，全方位，人本方式從備孕、懷孕整體流程概念，就是希望能達到「全方位、身心靈健全的整合醫療」。

我相信健康不僅僅來自於醫療上的治療，更重要的是追求心境與心靈上的平衡！

中醫治療免疫不孕-1

備孕期2大調理步驟及5大助孕診療

「為什麼我做試管三次都失敗？問題出在哪裡？」

「我懷孕都是早期流產，可以用中醫來調養，比較容易保胎嗎？」

「我是免疫媽媽，聽說中西醫一起治療，懷孕成功機率會比較高嗎？」

Amy 有甲狀腺的免疫問題，也有家族性遺傳基因問題，檢測出只有四分之一的機會，可以產下正常的孩子。當她好不容易第一次懷孕時，就發生早發性流產，醫生檢查出有染色體問題。經過中醫調養，Amy 的卵子品質變好，身體也透過放鬆舒壓療程，中醫調養＋西醫試管療程監控下，終於順利懷孕，也產下健康的寶寶！

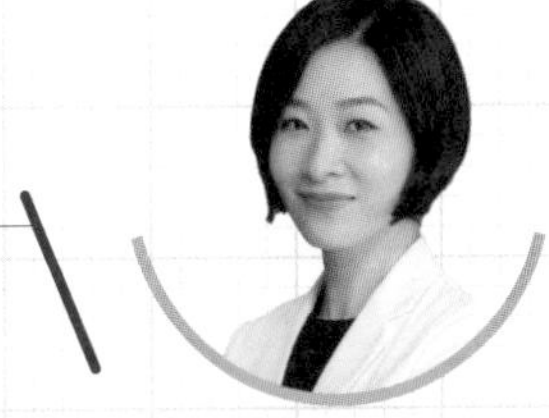

陳曉萱醫師

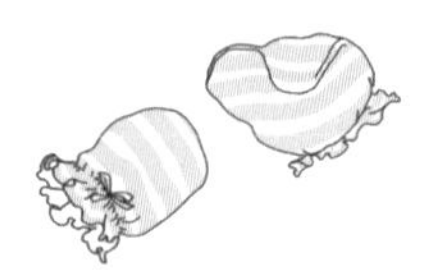

因免疫不孕而懷孕失敗、流產多次的免疫媽媽，每次在門診說到懷孕歷程，總是眼眶泛淚，心裡的痛不可言喻。不論是卵子品質的問題、還是子宮、胚胎著床、甚至是免疫問題，許多準媽媽都會想到，是否可以透過中醫來輔助治療？

免疫媽媽身體大 NG，妳中了幾個？

孕媽媽做試管嬰兒，當然想要一次就成功，但當發生不孕、習慣性流產，從中醫角度來看，如果有以下問題，進而了影響好孕，可能是免疫系統在作怪，很有可能妳就是「免疫媽媽」！

□ 1. 已經有免疫症狀的問題

□ 2. 月經來的時候，很容易有頭痛、類似感冒的症狀

□ 3. 長期的皮膚癢、皮膚過敏問題

□ 4. 試管植入後，出現胃痛、或嚴重的腹痛、拉肚子、腰痠

□ 5. 吃東西不忌口，油炸、反式脂肪、加工食品沒在怕

中醫對於免疫不孕的病證有哪些？

「傳統中醫」將免疫不孕分爲

1. 腎陽不足

2. 腎陰虧損

3. 瘀熱蘊結

4. 氣滯血瘀

免疫不孕 VS. 陰陽失衡

中醫認為「免疫不孕」與「陰陽失衡」有關。身體的過度強烈免疫反應，就是「腎陰、腎陽失衡」的體質。 免疫系統的調節功能，與中醫的陰陽平衡規律的調節相似。

另外，生殖免疫細胞，如淋巴細胞的 T 細胞、NK 細胞，都來自於骨髓幹細胞。可用中醫「腎主骨」的理論解釋，腎在維持免疫功能的穩定性方面有重要作用。「腎虛」是免疫不孕的致病根本。腎與免疫的關係，在中醫觀點，免疫異常大多有「腎虛」問題。

過敏 VS. 風邪

而西醫的「過敏」則和中醫的「風邪」相關，風邪常是鼻過敏與皮膚過敏的源頭，「風」會誘發毛孔的開闔，將外界的寒、暑、濕、燥等邪氣，帶入體內引發免疫失調。

導致女性免疫不孕的外邪，以「濕熱」為主，而內邪以「痰濕」、「血瘀」為主。所以中醫認為「肝鬱脾虛」、「濕熱痰瘀」都會影響免疫不孕。

自體免疫異常，則可視為人體內生之「邪」，多因身體代謝、循環異常、血流不順，產生「肝鬱脾虛」、「氣滯血瘀」、「肝火旺盛」，進而脾虛不運，痰濕內生，而影響受孕。

以上這些都是中醫觀點，看免疫不孕的「病證」。

中醫透過問診，也可判斷是否有免疫的問題。在中醫治療自體免疫中，它是一個自律神經的調控問題，交感神經和副交感神經的失衡。中醫調理中，調養好整體的身體平衡，可讓排卵正常，卵子品質好，進而順利受孕。

中醫如何診療免疫不孕？

不論是備孕、或有流產經驗、或在做人工生殖療程，我會先請他們先去抽血檢查，先做一個「科學」的檢測，可透過數據，先預防可知的問題。

透過抽血報告，我們可以評估，哪些該紓解？該如何紓解？例如，輸卵管塞住，如果只透過中醫，「通半天沒有用嘛！」這時候就要用西醫治療爲主。

除了抽血數據外，需了解個人的流產史、生產史，如流產次數、狀況、生產狀況，是否有免疫、多囊等問題。其次，是家族病史，是否有三高問題，判斷可能有潛在的血栓問題，進而評估懷孕的風險值。

最後透過把脈問診，這樣經由詳細的中西醫診療，來進一步判斷免疫不孕問題是否嚴重，然後採取適當的中西整合治療。

自律神經失調影響免疫異常

在中醫治療自體免疫異常中，認爲這是一個「自律神經」的調控問題，屬於「交感神經」和「副交感神經」失衡所產生的種種病症。

什麼是交感神經、副交感神經？又如何影響自體免疫系統？

自律神經分布在脊椎兩旁，分爲交感及副交感神經。 交感神經主亢奮、提高專注力；副交感則負責抑制、讓人放鬆。自律神經與微血管有密切的關係。透過自律神經的調節，交感神經產生優勢作用，可收縮微血管，而副交感神經佔優勢，則放鬆微血管，這種機制可以調節血液循環。

交感神經：分泌腎上腺素、興奮物質，讓「顆粒球」增加。

過度的壓力造成交感神經單方面的緊張，會造成以下病症：

A. 腎上腺素的過剩作用：脈搏數增加、易緊張。

1. 自由基增加、顆粒球增加：促進組織老化 (如：動脈硬化)、組織遭到破壞，引發炎症 (如：甲狀腺機能障礙)。

2. 血管收縮，產生血流循環不良、血瘀狀態：組織的老舊廢物、細胞，無法順利排除，在身體造成累積。

B. 副交感神經的功能降低

1. 淋巴球減少：免疫力下降、對外抵抗能力下降，容易受感染生病。

2. 排除有害物質能力下降：NK、T 細胞抵抗外來病毒細菌的功能下降，讓外來異物、癌細胞增加。

副交感神經：分泌乙醯膽鹼、放鬆物質，讓淋巴球增加。

副交感神經占優勢，過於擴張鬆弛的血管，需要大量的血流，因而造成身體循環障礙。

副交感神經占優勢→乙醯膽鹼的過剩作用→血管過度擴張→使局部血液停、流增加，會產生以下病徵：

1. 血瘀狀態

2. 累積有害物質→造成頭暈、頭痛

3. 過度放鬆會導致精力減退、食慾亢進→再促使交感神經緊張→容易罹患種種疾病。

4. 能量代謝下降→肥胖→讓身體的消耗量提升—> 交感神經緊張→心跳加速、血壓上升。

5. 淋巴球增加， 容易對抗原產生反應—> 再小的事，也會產生壓力。

6. 前列腺素增加，產生疼痛、發熱:知覺過敏症—>誘發皮膚發癢、疼痛。

中醫診療第一步：讓妳好睡＋紓解壓力

免疫最大的根本問題，就是「壓力」，會造成交感和副交感神經的不平衡。我認爲，這部分會影響全身的白血球平衡，就會導致身體裡面的血液狀況改變。

例如:交感神經亢奮，腎上腺素一直分泌，導致身體緊繃、睡不好，以中醫來說，就是「血瘀」的狀態。

臨床上，「血瘀」常有偏頭痛、身體痠痛，這裡痛那裡痛的狀態，身體容易疲累，但有可能不自覺。

有「血瘀」的人，容易出現「睡眠障礙」，所以，就要先「好睡」，身體放鬆、平衡了，卵子品質也會趨於穩定。

所以，中醫調控，就是找出身體失衡的地方，最重要的是睡眠失調的調理。至少八成的不孕症都有「睡眠障礙」問題，不只是失眠，可能是睡眠品質不佳，一直做夢，睡醒後容易疲累，都是睡眠障礙的一種。

中醫診療第二步：去除發炎＋穩定血流

中醫是求本，女子以「肝」為先，中醫講究的是自然的平衡、陰陽平衡、去除發炎。中醫調理免疫不孕，第一步讓身體回復平衡後，第二步，就是讓身體的血流趨於穩定。

血栓過高，血液黏稠、難以流動，自然難以受孕。因此，透過中醫調養，讓血管內的發炎物質減少，血管恢復健康後，子宮內就會處於一個良好的狀態，再準備胚胎植入，才會有好的結果。

因此，中醫在治療免疫不孕方面以滋陰液、清血熱、泄肝火、清心火、疏氣滯、化血瘀的方式，隨患者症狀而做調整，降低身體發炎、清除血管和身體發炎狀況，讓免疫情況趨於穩定。

中醫看待免疫，是一個整體性的問題，不會因為是紅斑性狼瘡、或甲狀腺異常、或其他免疫疾病而有所不同，治療上可能會有些用藥上的差別。因身體發炎易影響懷孕、或孕期的順利。所以，在中醫治療免疫不孕，最首要是以降低血管發炎、減少血栓問題，把「血熱」問題平衡。另外，也需看免疫異常的嚴重程度而定，用「活血化瘀」的方式。免疫問題嚴重者，還需與西醫用藥同時配合。

免疫不孕患者可能因為懷孕、或療程中，受到荷爾蒙的干擾，讓「血熱」狀況變嚴重。因此，中醫可提早在備孕期，讓血管發炎情況降低、血栓問題解決，讓血管乾淨，進而解決血熱狀況，中和身體發炎的物質，泄肝火、清心火。

有些免疫媽媽，因交感神經亢奮時，自由基會變多，發炎狀況就會一直存在，身體一直在「調控發炎」、「抵抗發炎」，就一直處於緊繃啓動狀態。如果身體發炎的根本沒有清除乾淨，這些發炎物質都會附著在血管壁上，所以，血管不乾淨、血流不順，就會導致子宮內的胚胎著床有問題，進而引發流產問題。

如果有「血栓」問題，中醫是從交感、副交感神經穩定後，身體分泌腦內啡，讓身體放鬆，進而使身體代謝循環變好。在調理過程中，讓免疫有進步，讓免疫發炎的血栓狀況在孕期不再發生。

中醫如何助孕？

常見的免疫不孕中醫的診療方式如下：

1. 針灸（艾灸）療法

使用時機：助孕療程中皆可。

主要利用針刺影響丘腦—垂體—性腺軸的調節，幫助調經、促進排卵，再視患者狀況採用傳統針刺法。

在月經週期開始，採用養陰、化瘀、滋腎溫陽方式週期性地處理，並依照不同病症，佐以更適合的穴位治療。

2. 電針療法

使用時機：Day1 — 排卵前。

陰陽調和重於養陰，藉由電針加強穴位調理，提昇卵巢功能，進而促進卵的品質。

3. 拔罐療法

使用時機：Day1 — 排卵前（受孕時，可能不適用。）

多用於針灸療程之後，或是中藥薰蒸之前。於針灸後拔罐可達到加強的功效；於薰蒸前使用，可打開穴位皮膚腠理，幫助藥力更深入病位。

4. 中藥臍療

使用時機：任何時間皆適宜。

醫師會依照體質分別選用化濕、溫陽、化瘀等藥性不同之藥物，藉由任脈調理，以提昇子宮受孕率。

5. 耳針療法

使用時機：助孕療程中皆可使用。

醫師經常選用的耳穴有腎、肝、脾、卵巢、子宮、內分泌、神門、心點…等，依個人症狀取適當穴位，以加強療效。

使用何種輔助療法，端看各病例狀況，中醫師視病況而定。

中醫備孕調理

首要目標是將身體調整到最佳狀態，母體健康是卵巢功能及子宮內膜條件的基礎，若體內氣血失衡，或有其他慢性症狀，如頭痛、經痛、手腳冰冷、氣血循環不良等，表示身體存在諸多干擾，都會影響後續試管嬰兒的療程進行。此外，因卵子從開始發育至成熟總共需要約 3 個月的時間，若能在進入試管療程的前 3 個月就開始調理，可讓卵巢發揮到最佳功能。

中醫治療免疫不孕是採取「辨證論治」及「順勢療法」，陰虛者給予補陰，陽虛者給予補陽，火熱即應清熱降火，氣滯血瘀則行氣活血。中醫認爲肝腎是生育關鍵，所以「養肝滋腎」、「平衡陰陽」，調理體質以助孕。

以中醫來說，月經週期規律、月經量正常、不會有痛經情況，這就是將子宮環境調理好，最適合懷孕的狀態。若有免疫不孕問題，建議要預留三個月進行中醫調理。中醫以 28 天週期來調養，以西醫治療爲主、中醫調養爲輔的整合診療不孕症。中醫的治療就是讓子宮環境趨於穩定、讓免疫問題趨緩、發炎降低，與身體和平相處。

透過中醫以「調理代謝」的方式，有助於穩定交感神經與副交感神經，分泌腦內啡，讓身體放鬆，達到身體系統平衡，促使生殖系統穩定、排卵正常，讓卵子品質好，進而才能順利受孕。

Chapter 25

中醫治療免疫不孕-2

試管懷孕期

「我有免疫不孕問題，幾次試管都卡關，中醫有解嗎？」

「做試管嬰兒能吃中藥嗎？」

許多在西醫不孕門診遲遲無法有「好孕」的女性，到處碰壁後，都會希望尋求中醫求解。

在備孕過程中，盡量提早發現，找出不孕的可能原因，就可以降 低免疫媽媽們辛苦備孕、懷孕的艱辛過程。所以，應好好正視自身 不孕的問題，提早鋪路做準備。

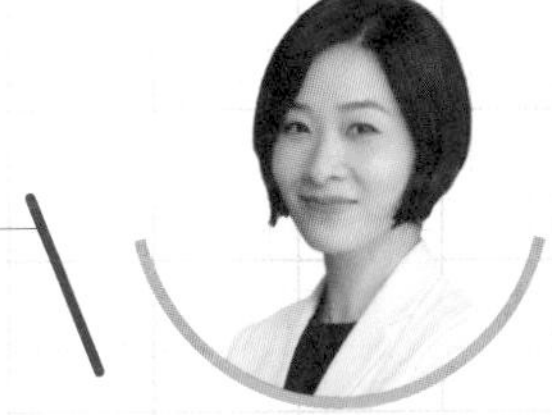

陳曉萱醫師

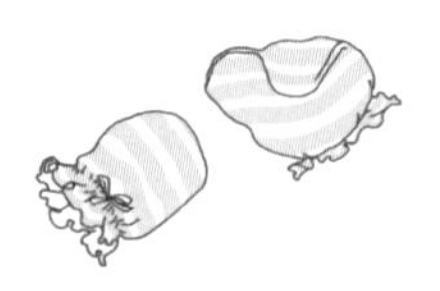

中西醫整合治療效果最佳

自體免疫失調容易引發不孕、流產，跟著中醫調理免疫，有機會戰勝免疫不孕！

首先，中醫會需要了解每位病患在試管療程中所遭遇的難孕原因，針對個人問題做有目標性的調理，並重視用藥安全。

例如：有些人不能過補、有些人卵子發育慢，能量、腎氣、代謝不夠，同時患者本身是否有免疫方面疾病，也是重要診斷指標。若是發炎及過敏體質，需先穩定體質，以做好備孕準備，當然也有人在經過中藥調理一段日子後，就順利自然懷孕！

在備孕過程中，盡量提早發現，找出不孕的可能原因，就可以降低免疫媽媽們辛苦備孕、懷孕的艱辛過程。所以，應好好正視自身不孕的問題，提早鋪路做準備。

免疫不孕初期會影響到排卵，甚至影響著床，胚胎發育。有免疫不孕問題，只要檢測出來，我一定會請他及早用藥。免疫不孕初期的西醫用藥，建議需和中醫調理搭配，以降低流產風險。

因此，我常建議不孕症媽媽，除了以西醫的不孕療程爲主，從精子、卵子、胚胎、染色體基因檢測，一步步控制好，更須從備孕開始，輔以中醫調理，讓身體回復到最好狀態來準備懷孕。如此，懷孕成功機率會更高。

透過中醫針對造成免疫問題的不同原因，進行個人化調理後，不僅能夠達成抑制發炎以及改善血液循環的治療目標，更重要的是，還可同時配合中西醫整合的試管療程，順利如願好孕。

試管療程，中醫如何輔助治療？

針對免疫不孕，中醫在試管階段，不同時期的調理和搭配因人而異。

備孕期

如前章所述，備孕期，要先做好「養卵」的調理。

●取卵前：透過三個月的調理，加強抗氧化、補氣、睡眠調整，體質調整。

●代謝問題：會導致後續的打針效果不好，在備孕階段，需處理好代謝問題。

試管階段

●取卵期：避免發生卵巢過度刺激，減緩不適，去肝火。

●植入前的調理：讓子宮環境變好，血流變好。

試管療程中的「中醫診療」重點如下：

月經期 第 1 ～ 5 天：

這段期間的治療重點在於「活血化瘀」，幫助經血順暢排出，同時也兼顧「滋陰」，協助這個週期能順利「排卵」。

月經期 第 7~10 天：

這時候，子宮內膜需要開始為之後的排卵及受孕作準備，而濾泡也需正常發展。由於此時屬於「陰長期」，因此，須以「養陰藥」搭配部分「活血化瘀」的方式，促進濾泡生長，並針對子宮內膜厚度加強調理。

月經期 第 12 ～ 14 天：

這時候，中醫調養的重點在於滋陰兼調腎助陽、調氣血、推動卵子排出。這時期，透過「活血化瘀」的方式，達到促進卵巢活動、順利排出卵子。

取卵後的體質，瘀象偏重，以「加強代謝」爲主，有助於改善血液循環、抗血栓。取卵後若有腹脹、腹水狀況，或有卵巢過度刺激症狀，則可以中藥和針灸減緩不適。

◈卵巢功能不足：

有些免疫不孕患者在施打排卵針，卵巢的反應仍不佳，特別是合併有卵巢早衰的患者，此時，透過中藥滋陰補腎「養腎陰」的調理，及推動卵巢循環的針藥並用，可促進卵巢功能，對於卵泡生長表現有幫助，同時配合理氣活血的治療，使卵巢有充足的養分供應，調養身體並改善卵的品質及數量。

◈有免疫不孕和重複性流產問題：

輔助使用中醫針灸和中藥，運用「補瀉」調理，以達到「扶正去邪」，去除干擾懷孕的因子，「平衡陰陽」，提昇受孕機率。

月經期 第 15~28 天：

植入分爲新鮮胚胎植入與冷凍胚胎植入。

◈新鮮胚胎植入：取卵與植入在同一週期，需要積極地加強身體的代謝，避免因施打排卵針造成體內雌激素濃度過高，影響著床機率，治療上除了服用中藥以外，可增加針灸及薰蒸的次數來幫助藥物代謝，提高著床機會。

◎冷凍胚胎植入：非取卵當週期植入，通常為有免疫問題、胚胎需做染色體篩檢或當次子宮內膜狀態不佳的狀況。

需有較充裕的時間調整子宮及身體狀況，此時，中醫以「清法」為主，去除對懷孕不利的干擾因子，再依個人體質加強調理，如：「血虛」者以養血為先。有「瘀象」嚴重者，則以化瘀通絡，提高著床成功的機會。

植入後，幫助穩定胚胎、協助胚胎著床成功。這時期以「陽長」為主，是指「基礎體溫」呈高溫攀升的階段。協助打造子宮良好環境，提高胚胎著床的成功率。

治療上面，會以「養腎安胎」為主軸，同時最重要的是中藥有一些協助子宮放鬆、疏肝安神等調理。許多免疫媽媽會產生腹瀉、腹痛，甚至遇過因為植入後都胃痛需要至急診打針而失敗的媽媽，在中醫的疏肝放鬆治療下終於植入成功。中醫看到人體的平衡，因此植入後的中醫輔助，除了血液循環外，養腎安胎、疏肝安神都是治療重點，身體平衡了，自然有助於胚胎好好地住下來。

懷孕期的免疫不孕各種問題，中醫如何緩解？

植入前以「調養衝任、理氣活血」為主，植入後以「固腎安胎」為主。

免疫不孕的準媽媽，在懷孕以後，荷爾蒙改變，血流狀況也會改變，尤其「血瘀」的狀況可能會開始上升，容易造成凝血異常、或血栓狀況，尤其到懷孕中後期更爲嚴重。如果透過中醫調理，改善血流狀況，可以降低身體發炎和代謝，降低血栓風險。

尤其是有免疫問題或重複性流產的免疫媽媽，我會要求中醫看診＋助孕針灸，直到 14 週左右。若免疫問題嚴重、有血栓問題、子癲前症，中醫診療最好能陪伴到生產前一週、或 34 週。

針灸輔助治療免疫不孕在進行免疫不孕療程、試管嬰兒療程中，可透過中醫輔助治療，減緩西醫診療的不適。整個孕期最常見的中醫治療，當數「針灸」。針灸對「助孕」，好處多多！

在人工生殖療程中，開始用藥打針取卵階段，若以針灸輔助，可減少身體不適，進行到取卵植入前，搭配中醫的植入前療程，

根據英國醫學期刊 (ＢＭＪ) 線上版的一篇科學評論指出，只要是在胚胎著床子宮前後，正確地運用針灸確實可能提高懷孕機率。

但針灸的方式是因人而異。因免疫不孕的病證不同，所採取的穴位治療也不同，除了依病證治療外，還會依照月經週期，採取不同的針灸治療法。

從備孕到懷孕後，都可接受針灸治療。助孕調理除了藥物治療之外，針藥並行，常可以達到更好的效果。建議在 IUI（人工受孕）前後、IVF（試管嬰兒）植入前後，至少需進行針灸一次，以提高懷孕率。

需多久針灸一次？一般建議每週至少 1 ～ 2 次。但如果在人工生殖的療程中，發生「卵巢過度刺激」，則需在取卵前就開始針灸，取卵後每天針灸，減輕取卵的不適感。輕者每日 1 次，重者需每日 2

次，直到症狀緩解爲止。

如果有習慣性流產史、和免疫疾病的孕媽媽，在確定懷孕後，建議仍需持續針灸治療。尤其是免疫媽媽，常因懷孕而使免疫狀況更不穩定，因此，建議持續針灸到生產前較佳。

產前、產後中醫調養重點

在懷孕中後期～產後，中醫在陪伴免疫媽媽懷孕過程中，有以下幾個重點：

產前：

免疫媽媽在懷孕中後期，大多是血管反應不好，胎盤功能不好，進而影響寶寶發育。和母體本身免疫異常、子宮血管不好都相關。

在懷孕中後期，免疫媽媽若有寶寶生長遲緩、羊水不足，合併免疫問題。中醫會從養腎水、滋陰角度來處理。讓身體的瘀象降低，增加血液循環，處理代謝問題和安胎部分。

懷孕後期，免疫媽媽或多或少會有水腫問題，可能是心臟無力、腎氣不足、脾虛所致，導致體內排水功能不佳，可透過飲食和中醫來調養，減少水腫症狀。但如果有全身性水腫（包含臉部和手腳），且合併血壓升高、尿蛋白激增時，可能是子癲前症引起的異常，就需緊急就醫治療。

產後：

根據媽媽孕前＋產前所有問題，再做整體性的調整。

產後一週開始，可藉由中醫來調理媽媽的身心狀況。例如：陰虛、盜汗、水腫、腰酸。如果是單純心臟力量不足的水腫，以去水，補心氣來調理。 或是其他產後常見的問題如：產後頭痛、腰痛、失眠、指節疼痛等問題，都可以透過產後體質調理讓體質恢復更完備。

免疫媽媽在產後最需注意是否有「血栓型」水腫。症狀是「不對稱」、「單側」的水腫，這是免疫異常比較容易的產後問題。如果是血栓型水腫，屬急性水腫，就需交由西醫來緊急處理。

中醫「辨證論治」及「客製化」調整 調控免疫增加懷孕率

中醫治療免疫不孕，除了處方用藥調理之外，藉由針灸內外併治，以調控大腦皮質達到減敏效果。另外，針對備孕女性以中藥臍療，使用化濕、溫陽、去瘀等藥性不同之配方，經由任脈調理予以提昇子宮受孕率，爲免疫媽媽提供準確診斷及專屬全人醫療。

透過中西醫整合診療，免疫媽媽從備孕調養、產前的治療、預防調理，到懷孕後減緩孕期的不適，讓媽媽和寶寶都能平安順產。甚至產後的調理身體，讓免疫問題可以與之和平共處。

在愛群中西醫整合治療免疫不孕，爲精準分析免疫學相關檢驗指標，透過中醫「辨證論治」及「客製化」調整的治療策略，以「中醫辨證」與「西醫辨病」方式，有效調控免疫反應來增強子宮受孕條件，讓免疫不孕患者能得償所願，順利懷孕，平安順產。

免疫不孕的飲食計畫-1

如何吃出好孕？8大NG食物不要碰

41 歲的 Helen 自然懷孕流產超過三次，已經算是習慣性流產問題了，這次找上我們，透過抽血檢測，發現她的免疫檢測指數偏高，試管療程免疫球蛋白（IVIG）也打了，但還是沒有成功。

後來抽血發現，Helen 有過敏問題。於是，我們建議他先解決過敏問題。從飲食改變著手，減少食用易過敏的食物。例如：麩質食品，麵包、麵食，奶製品、豆漿、起司、蛋、加工食品、糖、糕點的攝取。透過純自然週期，不用藥、自己排卵，她先嘗試飲食控制三個月，讓身體恢復正常，血壓正常、血管炎解除。

沒想到，短短三個月後，居然就收到 Helen 的好消息，驗到二條線！順利自然懷孕！而且，飲食改善控制後，這次不僅平安渡過孕期，也順產抱著一個可愛的小公主！

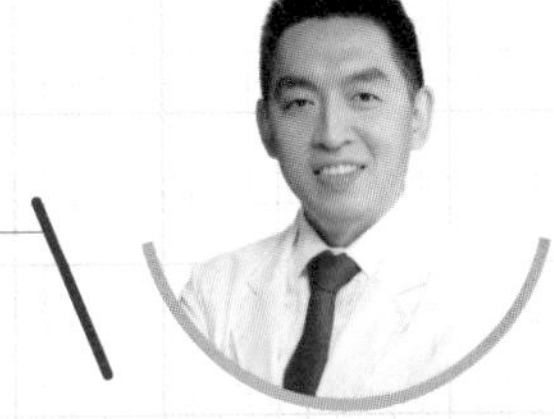

林奇玄醫師

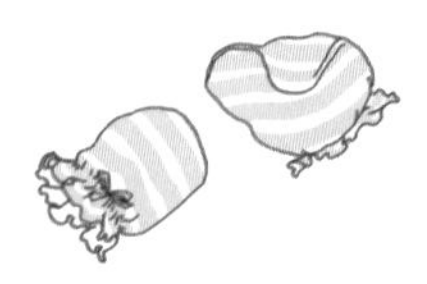

有免疫不孕問題，正在備孕、或預計進行試管嬰兒療程的免疫媽媽，在備孕過程中，有哪些是大 NG 的飲食行爲？該怎麼吃？該怎麼注意？才能克服免疫問題，迎來 baby 呢？

在免疫不孕的免疫療法過程中，可能會傷害腸道菌叢。而試管療程中過高的荷爾蒙，也可能會誘發異常的免疫反應。因此，免疫媽媽們可透過飲食、運動，生活的改變，讓免疫問題在懷孕時能和平相處，達到身心靈的平衡，讓寶寶快點來報到！

免疫媽媽求好孕，這樣做大 NG ！

已有免疫不孕問題，如果再繼續錯誤的飲食習慣，反而會讓免疫反應與不孕相互加乘變得更嚴重。

中醫認爲「瘀滯」會造成身體發炎、血液循環變差，也是不孕的主因之一。所以，一定要小心會讓身體瘀滯的食物，少吃會讓身體「促發炎」的食物。

所以，有免疫不孕問題，想要求好孕的準媽媽，應該避免以下這些飲食和行爲，運用「排除飲食法」，避免這些會讓免疫不孕更加慘烈的地雷飲食。

平常應減少攝取包含以下 7 種類型的「促發炎食物」：

1. 過多的麩質、反式脂肪：

應停止任何的小麥製品，如麵包、麵類、糕點等麩質攝取過多，以及反式脂肪酸，如：乳瑪琳、酥油、美乃滋。這二者都難以代謝，易引起發炎反應，讓血液循環變差，易造成血栓，變成「非抗體形態」發炎，誘發潛在的免疫疾病。

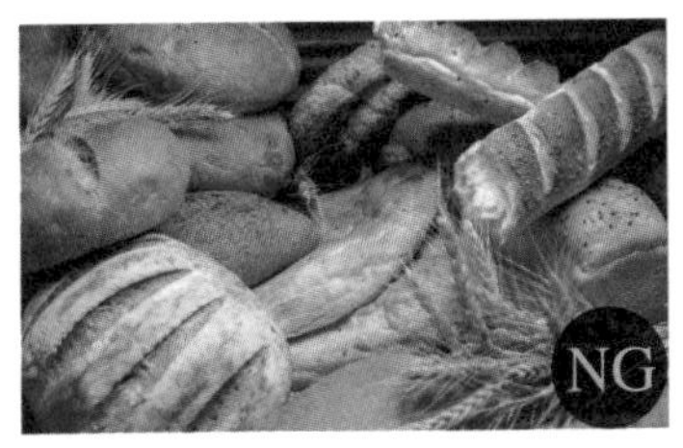

2. 過多的糖分：

如甜點、含糖飲料，高峰型態的血糖造成荷爾蒙失調、自體免疫疾病。精製糖會造成胰島素上升，血清素大量分泌，誘發血液酸化，使微量元素鉻(chromium)缺乏，渴望高糖份，造成惡性循環，最終導致免疫異常，荷爾蒙失調及微量元素缺乏。

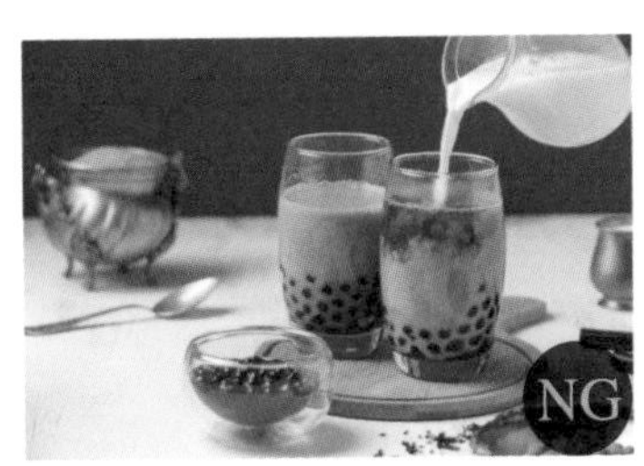

3. 過多的咖啡因：

咖啡、紅茶幾乎是許多人每天必喝的飲品，但含紅茶、咖啡的咖啡因含量，除了會引發生理緊張，會競爭黃體素接受器、抑制鐵和鎂的吸收，影響懷孕。咖啡因亦會產生自由基，傷害細胞 DNA，破壞組織結構與功能，誘導 TNF-α，傷害卵子品質，影響卵子成熟、受精及胚胎形成的重要步驟。

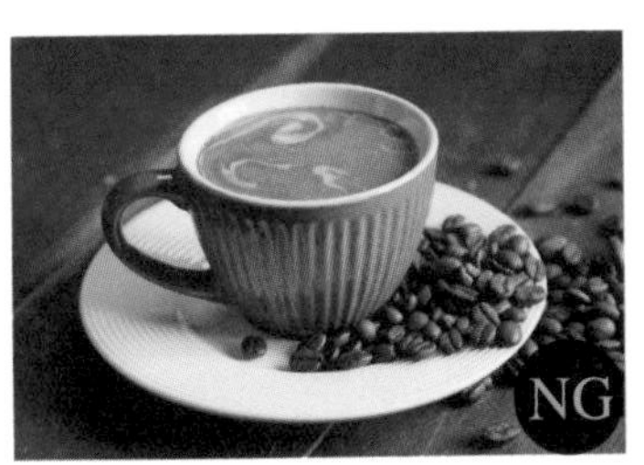

4. 抽菸：

菸品會破壞荷爾蒙調控機制，造成不排卵、子宮內膜變薄、氧氣供給不足。而香菸中超過 30 種化學物質更會破壞染色體、造成凝血異常。

5. 喝酒：

雖說小酌一杯能移情也可放鬆，但酒精仍會刺激 TNF-α 生成，影響排卵數，使懷孕率下降。

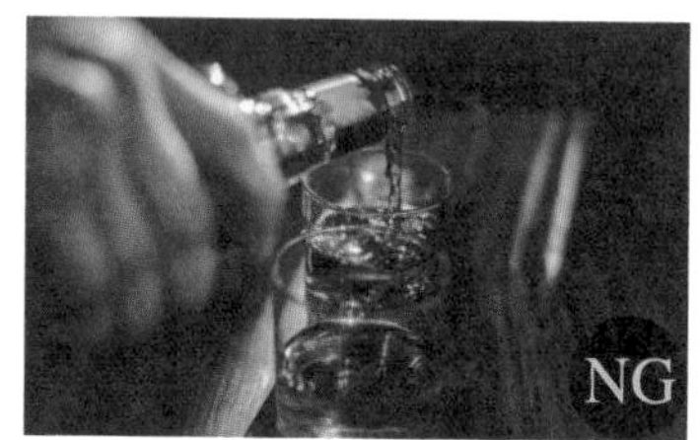

6. 過多的紅肉與加工製品：

牛肉、豬肉、羊肉等紅肉，以及培根、火腿、香腸、肉鬆、煙燻肉乾等加工製品，攝取過多後，除了脂肪過多，也易造成血栓，且因紅肉含大量膠原蛋白，特定族群體內，會產生抗膠原蛋白抗體（anti-collagen antibody），影響胚胎著床。

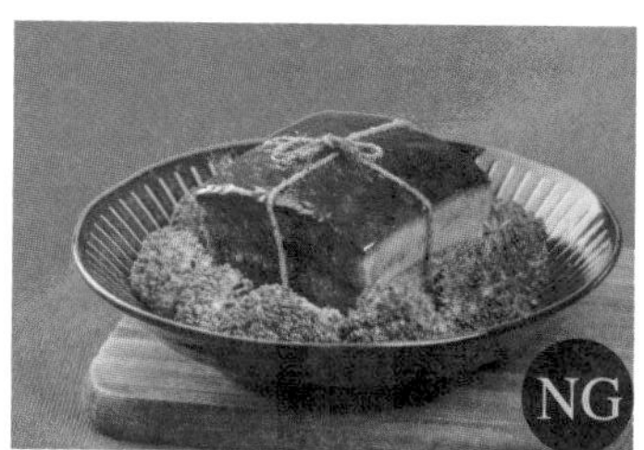

7. 魚肝油 (COD LIVER OIL)：

因魚肝油富含高量維他命，在懷孕中可能影響胎兒發育。

8. 高 Omega-6 脂肪酸：

高油炸、油煎食物，Omega-6 的攝取量倍增，體內必需脂肪酸將會失去平衡，導致身體發炎易升難降。

各種免疫疾病該避免攝取的地雷有哪些？

除了上述有免疫不孕問題，不該吃的飲食之外，若有各種免疫疾病，也要避免攝取某些物質，免得踩地雷，讓免疫抗體太過激進！

1. 甲狀腺異常：

無論甲狀腺亢進、或低下，都要避免對「碘」的攝取。應盡量少吃「高碘」食物，如海藻類，海帶、海苔、紫菜等、和海產類，如海魚、貝、蝦、蟹等。也需避免過鹹的料理、罐頭食品和醃製品。

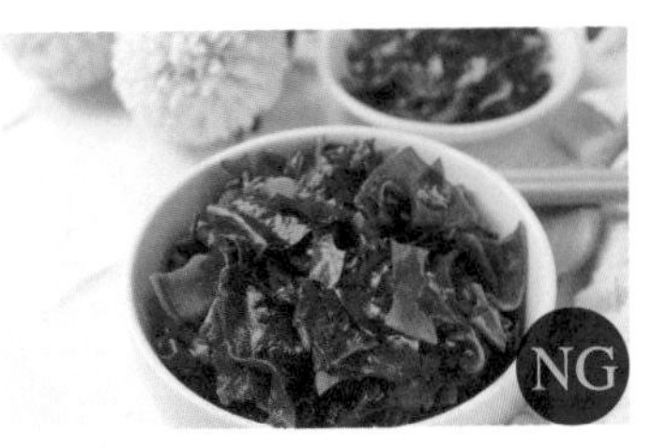

2. 血栓、凝血問題、抗磷脂質抗體症候群：

需避免攝取紅肉（牛、羊、豬），另外，還需要特別注意，避免攝取「過量」含維生素 K 的食物：每天勿超過 2 碗或熟重 500 公克。以免降低抗凝劑的藥效，如：菠菜、青花椰菜、高麗菜、蘆筍、青蔥、蘿蔔、酪梨、洋蔥、動物肝臟等等。

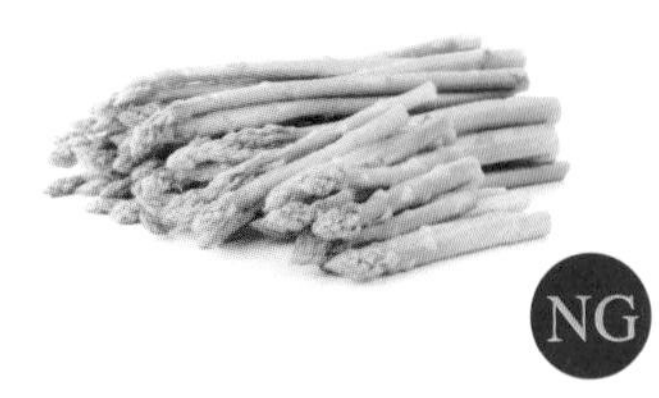

3. 紅斑性狼瘡：

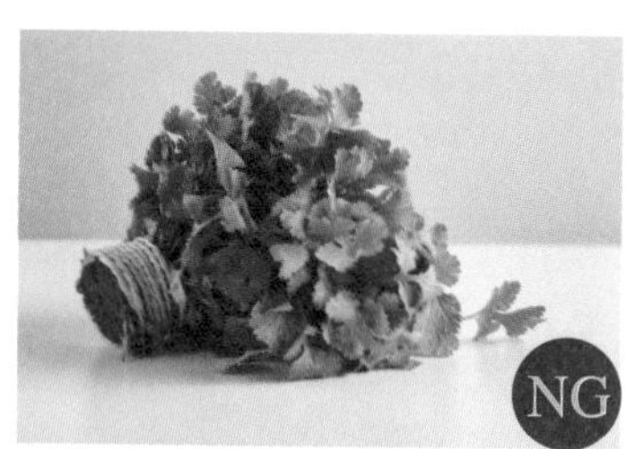

必須有均衡的飲食、充足的營養、適當的休息、以及避免太過勞累，才能以最佳的身體狀況來對抗疾病。

另外，若已有皮膚症狀，則須避免吃「感光」食物，例如：苜蓿芽、芹菜、香菜、九層塔等等。發病期間、重度發炎期間，建議全部都不要攝取。

中醫建議免疫不孕避免吃「太補」

尤其冬天到了，傳統婆婆媽媽都會準備補湯，如：十全大補湯、四物湯、或麻油雞、羊肉爐、薑母鴨等讓備孕女性進補。或者偶爾想放縱一下，吃個麻辣鍋。但有免疫不孕問題者，這些補湯、鍋品，都會讓免疫問題越補越糟糕。

在中醫觀點，免疫不孕需避免「補氣」、「補陽」的藥物，因這些會增強免疫系統，讓免疫異常更加混亂與複雜。因此，建議免疫不孕女性，千萬不要自行進補，如食補、藥補、藥膳等。但洋蔥湯、番茄湯、雞湯、蒜頭雞湯等，無中藥材的蔬菜燉湯，則都沒問題。

Chapter

27

免疫不孕的飲食計畫-2

免疫媽媽這樣補充5大類抗發炎營養

以「地中海飲食」為主的飲食改造計畫，
包含了蔬菜水果、橄欖油、魚肉、堅果。
具有優質多元不飽和脂肪酸、植物多酚、抗氧化維生素，
富含抗發炎營養素的飲食型態，不只能降低慢性發炎，
還能改善腸道菌叢，提升身體功能等。

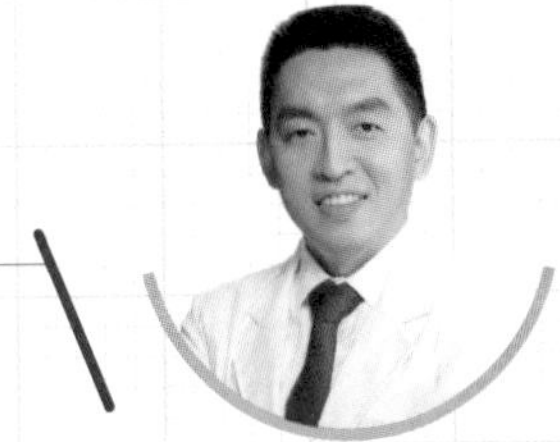

林奇玄醫師

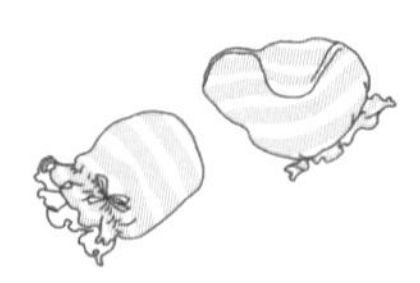

許多免疫媽媽，只有遇到懷孕這件事身體才有狀況之外，平常就像一般人一樣。所以，如果透過抽血檢驗，已確知有免疫不孕問題的免疫媽媽，透過良好的飲食控制，加上配合醫療介入，對於免疫異常的改善將會有極大的幫助。

另外，適當補充營養品，不僅可促進細胞修復及荷爾蒙平衡，有助於寶寶成長和孕媽媽控制免疫問題！

除了抗發炎的免疫藥物，建議可多從食物中攝取「抗發炎營養素」，在平時飲食中，應多選用這類的食物，讓病情控制，達事半功倍的效果。

1. 植化素 (phytochemicals)：

包括花青素、茄紅素、葉綠素、葉黃素、β- 胡蘿蔔素等。這些富含植化素的植物，幾乎都是「色彩鮮豔」或「含特殊氣味」的蔬菜、水果，具有抗氧化、抗發炎的功效。

2. Omega-3 多元不飽和脂肪酸：

健康的人，體內 Omega-3 與 Omega-6 的比例應是 1：1，Omega-3 會在人體合成抑制發炎的荷爾蒙，因此增加 Omega-3 的攝取，減少食用 Omega-6，自然就可以將身體從「促發炎」狀態改變成「抗發炎」。

Omega-3 多元不飽和脂肪酸可減少 NK 細胞（自然殺手細胞）活性，抑制 TNF-α 生成，並增加子宮血流，避免凝血異常風險。且魚類營養、魚油對寶寶最好，可經由胎盤或親餵哺乳，促進胎嬰腦部及神經發育。

以「Omega-3 不飽和脂肪酸」取代飽和脂肪酸，如：橄欖油、核桃、胡桃、奇亞籽、亞麻籽油、紫蘇油、芥花油、鮪魚、青花魚、秋刀魚、鰻魚、沙丁魚、鮭魚等，避免形成血栓體質。

可以這樣吃：每日攝取魚油（500-1000mg 的 omega-3 和 500mg DHA），但需注意：因魚油具有抗凝血能力，如接受 Aspirin（阿斯匹靈）/Heparin（肝素）等抗凝血藥物治療時，須經醫師評估可否食用。

這類病患通常血液黏稠度會比較高，進一步則會影響到著床、受孕的機率，因此患者可以多吃能夠促進血液循環的食物，例如魚油、納豆、魚肉、雞肉等。

3. 各式豆類與五穀雜糧：

除了富含蛋白質之外，也富含許多抗氧化、抗發炎的微量礦物質，如鋅、銅、硒等。食物有扁豆、紅豆、綠豆、鷹嘴豆、藜麥、花豆等。

特別是黃豆，其「大豆異黃酮」及其他成分，除了有抗氧化的功效之外，富有高品質的蛋白質，可取代紅肉、加工肉等肉類的攝取。

改變飲食可平衡免疫

免疫媽媽可先透過 3 個月的飲食改變，先行調整平衡全身的免疫系統。最佳的飲食大原則：以「原型食物」爲主、輔以「均衡蔬果」、

「良好油脂」、「足夠的水分」。

多攝取原型食物和蔬果，可使身體穩定釋放胰島素，富含的抗氧化劑和葉酸可以穩定免疫系統，可避免血栓。

簡單來說，就是以「地中海飲食」爲主的飲食改造計畫，包含了蔬菜水果、橄欖油、魚肉、堅果。具有優質多元不飽和脂肪酸、植物多酚、抗氧化維生素，富含抗發炎營養素的飲食型態，不只能降低慢性發炎，還能改善腸道菌叢，提升身體功能等。

哪些營養素可以助孕？

營養補充品可以這樣吃：

A. 綜合維他命：維他命營養品可增加懷孕率、改善血液循環、促進細胞新陳代謝、避免異常發炎反應。免疫媽媽可適時補充維他命，但並非以此用來代償錯誤飲食和惡習喔！

B. 抗氧化劑、胺基酸：可平衡荷爾蒙、促進卵子品質及排出、改善精子品質。

C. 益生菌：尤其在免疫藥物治療階段，可藉此清除、中和體內毒素，排除體內過多黏液、阻塞物，維持、重建腸道菌叢，可增加營養的吸收，減少壞菌滋生。

D. 水飛薊（silymarin）：可協助肝臟清除過多代謝廢物和荷爾蒙。

E. 綠茶：可改善卵子染色體受損的機率。綠茶中含有約 30~40% 的多酚 (或稱多羥基苯酚 (Polyphenols)，是一種高效的抗氧化劑。北加州的奧克蘭醫療中心 (Oakland Medical Center) 的凱薩永久醫療保健計畫研究顯示，每天喝半杯綠茶，受孕能力會比沒喝的人增加 2 倍。但孕婦每日的咖啡因建議攝取量應低於 200 毫克。

求好孕，也要改變生活習慣！

有自體免疫疾病的朋友，一定要作好體重管理，將 BMI 控制在 18.5-24，腰圍保持 90 公分 (男性)/80 公分 (女性)，減少體內慢性發炎的機會，有效改善自體免疫發作的頻率。

免疫問題，除了忌口，更重要的是改變生活習慣！

1. 保持口腔衛生：

備孕前，夫妻最好能夠走一趟牙醫診所，針對蛀牙、牙周問題進行治療。因蛀牙讓口腔中的細菌進入血流，容易誘發一連串的免疫反應，造成胚胎著床率下降，亦會影響男性精子品質。

2. 適當的運動：

每日 30 分鐘健走、或游泳，能促進淋巴液流動，增加過量的蛋白質和代謝廢物的排除，平衡荷爾蒙、神經傳導物質、調整月經週期、幫助消化，降低經前症候群。適合於備孕期。但排卵期、植入及著床前後則不建議這樣運動喔！

3. 保持心情愉悅：

有好心情，才易有好孕到！

可以這樣做：

- 身體療法：例如：芳香療法和按摩。
- 精神療法：例如：透過入靜冥想 (meditation)、正念形象法 (positive visualization）、或與心理醫師訪談的談話療法（Talking therapies）、藝術療法、音樂療法。
- 生活減壓：例如：透過深呼吸 (可抗發炎和提高血清素)、健康飲食和規律運動，包含 30 分鐘健走、游泳、瑜珈、太極等緩慢運動來舒壓。

備孕過程難免壓力大，準媽媽需適時的舒壓，減少、緩解挫折感與焦慮，以降低免疫系統負擔。當然另一半的悉心呵護與陪伴，也能讓準媽媽們保持好心情，身心靈平衡地備孕，迎接寶寶。

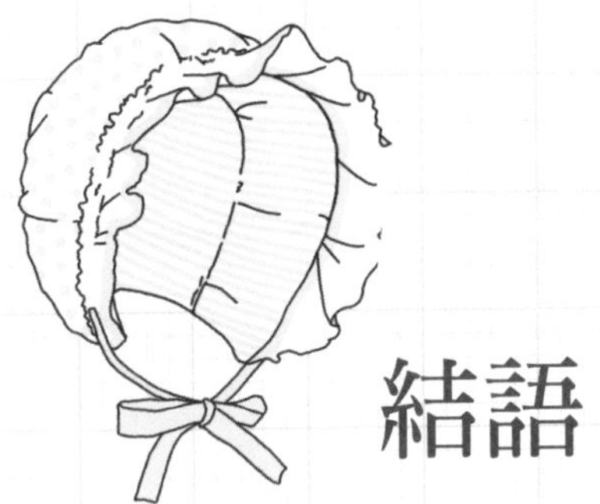

結語

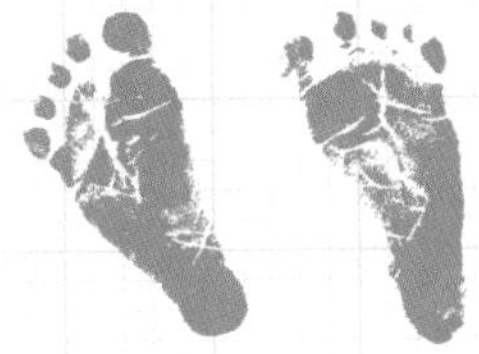

因爲愛　所以在

二十幾年前，我到英國 The University of Nottingham 學習不孕症實驗室技術，當時試管嬰兒治療方興未艾，少子化也不若現在嚴重，尤其是婦產科衆多風險，因此還不是熱門科系。

然而就如父親所說：「當你穿上白袍，你就代表希望！」

當時試管成功率因爲不確定的因素實在太多，常常只能歸咎於機率，二十多年來，不只用藥人性化許多，胚胎培養技術突飛猛進，型態篩選與基因檢查技術也日新月異。讀博士時使用的基因技術，還用 FISH 技術 (第一代 PGS/PGT-A），很快的 PGS 也走到第三代 Next generation sequencing (NGS) ，挑選胚胎眞的越來越準確。

遺憾的是，有人植入正常胚胎卻還是不懷孕。我研判，「免疫因素」很可能就是其中可能的解答之一。免疫系統就像細胞之間或是母親與小孩二個體之間的對話溝通，而免疫的分子，就是這個語言。

我們是否靜下心來傾聽 The sound of silence?

爲何不著床？這裡面隱藏了一些故事……。

於是吳劭穎醫師、馬佩君醫師、陳曉萱醫師、林奇玄醫師、陳建霖教授跟我，大家一起貢獻心力，愛群的醫療團隊想要一起來述說這個故事。

醫療需要團隊，除了醫師，還包括實驗室技術員、諮詢員、療管師、藥師、醫檢師等，每個人熱切配合投入，才能讓故事完整，也因爲如此，愛群對很多傷心的人是一個希望之地，因爲有愛，所以存在。

愛群醫療團隊執行長

翁紹評醫師

2023.2.2

超越免疫 好孕治療聖經
從發現問題到檢測、預防性治療，免疫媽媽求孕成功記

作　　者／翁紹評 · 愛群醫療團隊
責任編輯／林志恒
編輯整理／邱麗潔
插　　畫／ Yaoyaotsai
封面設計／林家琪
內頁設計／林家琪

發 行 人／許彩雪
總 編 輯／林志恒
出 版 者／常常生活文創股份有限公司
地　　址／台北市 106 大安區信義路二段 130 號

讀者服務專線／ (02) 2325-2332
讀者服務傳眞／ (02) 2325-2252
讀者服務信箱／ goodfood@taster.com.tw

法律顧問／浩宇法律事務所
總 經 銷／大和圖書有限公司
電　　話／ (02) 8990-2588(代表號)
傳　　眞／ (02) 2290-1628

製版印刷／予豪彩色印刷股份有限公司
初版一刷／ 2023 年 04 月
定　　價／新台幣 499 元
ＩＳＢＮ／ 978-626-7286-05-0

國家圖書館出版品預行編目 (CIP) 資料

超越免疫 好孕治療聖經 從發現問題到檢測、預防性治療，免疫媽媽求孕成功記 / 翁紹評，愛群醫療團隊 著. -- 初版. -- 臺北市 : 常常生活文創股份有限公司, 2023.04 面 ;17╳23 公分 ISBN 978-626-7286-05-0 (平裝)1.CST: 不孕症
417.125　　112005268